Fonoaudiologia em contextos grupais

Dados Internacionais de Catalogação na Publicação (CIP)
(Câmara Brasileira do Livro, SP, Brasil)

Fonoaudiologia em contextos grupais : referenciais teóricos e práticos / organizadoras Ana Paula Berberian, Ana Paula Santana. -- São Paulo : Plexus Editora, 2012.

Vários autores.
Bibliografia.
ISBN 978-85-85689-90-2

1. Distúrbios da linguagem 2. Fonoaudiologia 3. Psicoterapia de grupo I. Berberian, Ana Paula. II. Santana, Ana Paula.

12-10601   CDD-616.855
                                                                                  NLM-WV 270

Índices para catálogo sistemático:

1. Fonoaudiologia : Abordagens grupais : Medicina 616.855
2. Terapia grupal : Fonoaudiologia : Medicina 616.855

Compre em lugar de fotocopiar.
Cada real que você dá por um livro recompensa seus autores
e os convida a produzir mais sobre o tema;
incentiva seus editores a encomendar, traduzir e publicar
outras obras sobre o assunto;
e paga aos livreiros por estocar e levar até você livros
para a sua informação e o seu entretenimento.
Cada real que você dá pela fotocópia não autorizada de um livro
financia o crime
e ajuda a matar a produção intelectual de seu país.

Fonoaudiologia em contextos grupais
Referenciais teóricos e práticos

ORGANIZADORAS
**Ana Paula Berberian
Ana Paula Santana**

FONOAUDIOLOGIA EM CONTEXTOS GRUPAIS
Referenciais teóricos e práticos
Copyright © 2012 by autores
Direitos desta edição reservados por Summus Editorial

Editora executiva: **Soraia Bini Cury**
Editora assistente: **Salete Del Guerra**
Capa: **Alberto Mateus**
Projeto gráfico e diagramação: **Crayon Editorial**
Impressão: **Sumago Gráfica Editorial**

Plexus Editora
Departamento editorial
Rua Itapicuru, 613 – 7º andar
05006-000 – São Paulo – SP
Fone: (11) 3872-3322
Fax: (11) 3872-7476
http://www.plexus.com.br
e-mail: plexus@plexus.com.br

Atendimento ao consumidor
Summus Editorial
Fone: (11) 3865-9890

Vendas por atacado
Fone: (11) 3873-8638
Fax: (11) 3873-7085
e-mail: vendas@summus.com.br

Impresso no Brasil

Sumário

Apresentação 7

1. Terapia em grupo voltada à linguagem escrita:
uma proposta com base nos gêneros do discurso 9
RITA SIGNOR
ANA PAULA BERBERIAN

2. Práticas intergeracionais e linguageiras
no processo do envelhecimento ativo 33
GISELLE MASSI
REGINA CÉLIA CELEBRONE LOURENÇO
ROXELE RIBEIRO LIMA
CARINE ROSSANE PIASSETTA XAVIER

3. O grupo operativo de pais como espera assistida
em casos de distúrbios de linguagem oral na infância 61
ANA PAULA RAMOS DE SOUZA
FERNANDA MARAFIGA WIETHAN
ELLEN FERNANDA KLINGER

4. Grupo de familiar/cuidador de indivíduos
com demência: práticas interdisciplinares 83
ANA PAULA SANTANA
SILVIA MARIA AZEVEDO DOS SANTOS

5. Terapia em grupo na motricidade orofacial 101
IRENE QUEIROZ MARCHESAN
LUCIANA REGINA DE OLIVEIRA

6. Gerenciamento em grupo de pacientes com disfagia orofaríngea
neurogênica: a importância dos familiares e dos cuidadores   113
ANA MARIA FURKIM
FRANCIELE SAVARIS SÓRIA
FABIANI RODRIGUES DA SILVEIRA
FERNANDA PIZANI DUTRA
NATHÁLIA BUNN CHAVES

7. Grupo de Parkinson e enfoque vocal: relato de experiência   125
MARIA RITA PIMENTA ROLIM
CLÁUDIA COSSENTINO BRUCK MARÇAL

8. Atuação interdisciplinar com grupo de pais
ouvintes de crianças surdas sob a perspectiva bilíngue   137
CLAUDIA REGINA MOSCA GIROTO
SANDRA ELI SARTORETO DE OLIVEIRA MARTINS

9. Grupo terapêutico fonoaudiológico: português para surdos   161
ANA CRISTINA GUARINELLO
DÉBORA PEREIRA CLAUDIO
PRISCILA SOARES VIDAL FESTA
HUGO AMILTON SANTOS DE CARVALHO

10. Atividades grupais e o protagonismo juvenil
em saúde do escolar no âmbito da fonoaudiologia   183
VÂNIA MUNIZ NEQUER SOARES
ADRIANA BENDER MOREIRA DE LACERDA

11. O grupo focal como técnica na investigação em fonoaudiologia   203
CLÁUDIA GIGLIO DE OLIVEIRA GONÇALVES

Apresentação

APÓS A ORGANIZAÇÃO DO LIVRO *Abordagens grupais em fonoaudiologia – Contextos e aplicações*, em 2007, consideramos profícua a edição de um novo volume tendo em vista o implemento de abordagens grupais que vêm, gradativamente, ocorrendo nos campos da educação e da saúde – em especial na área da fonoaudiologia. Se, passados cinco anos, ainda observamos um número restrito de pesquisas e práticas grupais, quando comparadas àquelas destinadas às intervenções individuais, é perceptível também que, nesse período, a relevância, as concepções e as experiências em torno desse tipo de atuação ganharam espaço nos mais variados fóruns de debates promovidos por grupos de fonoaudiólogos.

Na esteira desse movimento, reiteramos a relevância e a urgência de iniciativas que, tal qual este livro, ofereçam subsídios para compreender por que, embora a área já disponha de recursos teórico--práticos que permitam reconhecer a importância e a especificidade de abordagens grupais, elas têm sido, de forma ainda incipiente, desenvolvidas quase exclusivamente em clínicas-escolas e/ou em instituições vinculadas ao Sistema Único de Saúde (SUS).

A busca de respostas para essa contradição remete-nos a, pelo menos, outras três indagações/análises, quais sejam: por que ainda prevalece na área fonoaudiológica a visão de que o atendimento grupal visa apenas atender a uma demanda pública ou diminuir custos? Por que as abordagens fonoaudiológicas grupais, mesmo cadastradas na tabela de procedimentos ambulatoriais e hospitalares do SUS e dos convênios particulares, são pouco adotadas? Por que, de forma geral, as abordagens grupais são conduzidas com base na aplicação de procedimentos formulados nas intervenções individuais?

Por meio das análises e das discussões presentes nos capítulos que compõem este livro, pretendemos oferecer elementos que não só permitam apreender aspectos atrelados ao uso limitado de tal atendimento, como contribuam para a sistematização consistente e fundamentada de abordagens grupais fonoaudiológicas que incidam sobre diferentes aspectos, grupos sociais e contextos institucionais.

Entendemos que a divulgação, o debate e o aprofundamento das práticas fonoaudiológicas grupais que vêm sendo desenvolvidas são uma precondição para suprir uma lacuna de formação e de atuação dos profissionais da área, em especial aqueles insertos em instituições de saúde e educação. Para isso, reunimos aqui estudos e experiências que, conduzidos por fonoaudiólogos em parceria com profissionais de áreas afins, permitam aprofundamento acerca da diversidade conceitual e dos procedimentos e atividades envolvidos com as questões da grupalidade, considerando a heterogeneidade de objetivos, problemáticas, sujeitos e contextos que as fundamentam.

Finalizamos nossa apresentação compartilhando a crença de que a constituição de grupos em torno de interesses, propostas e objetivos comuns potencializa a realização de projetos que, se individualmente são difíceis e/ou impossíveis de ser efetivados, tornam-se uma realidade em e pelo grupo. A organização deste livro, como produção grupal, evidencia de forma dialética que a dimensão e o potencial individuais e coletivos são constitutivos dos autores e de suas autorias.

As organizadoras

1. Terapia em grupo voltada à linguagem escrita: uma proposta com base nos gêneros do discurso

RITA SIGNOR
ANA PAULA BERBERIAN

INTRODUÇÃO

A FORMAÇÃO DE UM GRUPO de sujeitos para a realização de terapia fonoaudiológica voltada à leitura e à escrita remete à discussão acerca dos pressupostos e critérios adotados para sua constituição e condução.

Em primeiro lugar, é importante esclarecer que a opção de verticalizar nossos estudos em torno dessa abordagem está sustentada na concepção de linguagem como um fato interacional, dialógico, ideológico e, portanto, constitutivo do sujeito. Ou seja, uma vez alinhada à perspectiva sócio-histórica e, mais diretamente, à teoria de gêneros do discurso, a abordagem grupal, objeto de nossa análise, se apresenta como um contexto profícuo para que práticas significativas de linguagem sejam vivenciadas e concebidas como práticas sociais que se constituem na relação com o(s) outro(s).

Corroborando a posição de Machado (2007), consideramos que o grupo, além de viabilizar o atendimento a uma demanda maior, tem se apresentado como recurso terapêutico potencializador do processo de apropriação da linguagem, já que experiências compartilhadas em torno da oralidade e da escrita tendem a repercutir positivamente e gerar ganhos linguístico-discursivos para todos os participantes do grupo.

Ancorados na perspectiva sócio-histórica, concebemos a produção escrita como um processo em que o sujeito, ao usar a linguagem, faz uso não de um sistema normativo de unidades linguísticas inertes e a-históricas, mas de signos linguísticos significativos, materializados em enunciados proferidos em dada situação social de interação. Assim, consideramos que o aprendiz, de forma compartilhada e mediada pelo(s) outro(s), vai gradativamente se apropriando do objeto escrito (forma e discurso) lendo, escrevendo, revisando, reescrevendo e publicando o texto produzido.

Apoiadas em tais pressupostos e motivadas por indagações relacionadas ao atendimento fonoaudiológico voltado para sujeitos com queixas de dificuldades de leitura e escrita, vamos neste capítulo apresentar uma proposta teórico-metodológica de terapia fonoaudiológica grupal baseada na concepção sócio-histórica de linguagem e na perspectiva de gêneros do discurso de Bakhtin (2003). Para tanto, desenvolvemos um estudo de caso de atendimento fonoaudiológico com cinco sujeitos com queixas de dificuldades de leitura e escrita.

Este capítulo está estruturado em três partes. Na primeira, explicitamos as bases conceituais relacionadas à noção de gêneros do discurso. Em seguida, discorremos sobre os pressupostos metodológicos do estudo de caso aqui exposto. Por fim, relatamos e analisamos resultados de uma experiência, apresentando excertos da interlocução do trabalho terapêutico empreendido, a fim de fundamentar a referida proposta teórico-metodológica.

OS GÊNEROS DO DISCURSO: BASES CONCEITUAIS

Segundo Bakhtin (2003), todas as atividades humanas são mediadas pela linguagem por meio de enunciados concretos, os quais são a unidade da interação. Na intersecção entre as diversas atividades humanas e a linguagem, opera-se uma relação constitutiva, uma vez que sem linguagem não há interação e que a linguagem é processada diferentemente de acordo com as especificidades dessas atividades.

Cada enunciado, como fato, é singular, único e irrepetível. Entretanto, do ponto de vista da historicidade, observamos que os enunciados produzidos em dada situação social, vinculada a dada atividade humana, apresentam certos traços comuns, resultantes das peculiaridades dessa interação e dessa atividade. Assim, constituem-se os gêneros do discurso, que Bakhtin (2003, p. 262) conceitua como "tipos relativamente estáveis de enunciados", "tipos social e historicamente determinados".

Analisando a conceituação de gêneros de Bakhtin, Rodrigues (2005) destaca que a palavra "tipos" se refere a uma "tipificação social" dos enunciados que denotam certas regularidades em comum, constituídas historicamente nas diferentes esferas de atividade humana, em determinadas situações interacionais relativamente estáveis. Dessa maneira, conforme a autora, somente na análise das situações de interação é possível apreender a especificidade, a composição e o funcionamento dos gêneros. Para aprofundar o entendimento de tal conceito, a autora propõe que analisemos os gêneros *biografia científica* e *romance biográfico*. Apesar de demonstrarem uma regularidade comum (princípio que organiza a narrativa e conta a história de vida de alguém), estão vinculados a esferas de atividade distintas, com funções discursivas e ideológicas também distintas. Nesse caso, mesmo mantendo traços formais comuns, estamos diante de dois gêneros diferentes, daí a necessidade de considerarmos a esfera de produção e de circulação do gênero para que suas especificidades sejam apreendidas.

Como a formação dos gêneros está vinculada às inesgotáveis atividades humanas, ao surgimento e à relativa estabilização de situações de interação, cada esfera dessas atividades tem um conjunto próprio de gêneros que crescem à medida que a própria esfera se torna complexa. Nesse sentido, podemos apreender uma infinidade de gêneros na sociedade, como: na esfera artística, a peça de teatro e o romance; na esfera jornalística, a crônica e o editorial; na esfera escolar, a prova, o diário de classe etc.

Dessa forma, atrelado às finalidades das esferas de atuação humana, Bakhtin (2003) ressalta que todo gênero do discurso apresenta três elementos constitutivos: conteúdo temático, estilo e construção composicional. O tema é o objeto do enunciado; o estilo, a seleção de recursos (lexicais, gramaticais) da língua; a construção composicional, como esclarece Rodrigues (2001), a seleção de procedimentos composicionais para a organização, a disposição e o acabamento da totalidade discursiva.

Bakhtin (2003) afirma que o domínio de determinado gênero decorre da vivência/experiência estabelecida nas situações de interação mediadas por esse gênero. Isso explica por que parcela significativa das pessoas conhece e domina certos gêneros de diferentes esferas e não demonstram a mesma desenvoltura com outros gêneros. Desse modo, pode acontecer de determinado sujeito conseguir dar palestras, escrever livros técnicos, envolver-se em discussões de caráter científico e, ao mesmo tempo, demonstrar falta de manejo em uma roda de conversa informal: fica calado e, quando intervém, mostra-se desajeitado, não consegue tomar a palavra no tempo desejado, parece pouco claro e nada à vontade. Para o autor, isso ocorre não porque o sujeito desconhece aspectos normativos e/ou lexicais, mas porque não estabelece experiências significativas com tal gênero.

O ATENDIMENTO FONOAUDIOLÓGICO EMPREENDIDO: ASPECTOS METODOLÓGICOS

A OPÇÃO POR UMA ABORDAGEM de atendimento grupal como recurso terapêutico, pautada na concepção sócio-histórica, implica o reconhecimento de que a diversidade é constitutiva dos sujeitos e, portanto, do próprio grupo. Conforme esse pressuposto e concordando com as afirmações de Machado (2007, p. 23), difundidas em estudo acerca da abordagem grupal fonoaudiológica voltada para adolescentes com queixas de distúrbios de leitura e de escrita, não concebemos a possibilidade de formação de um grupo homogêneo:

[...] Parte-se do pressuposto de que os sintomas são produzidos de forma única, singular, e, portanto, não existem grupos homogêneos, mesmo que a queixa que conduza os sujeitos à terapia grupal se apresente de forma semelhante. Portanto, a presença de sujeitos com queixas em torno de problemáticas parecidas não pode ser considerada, por si só, positiva ou negativa para a constituição e o funcionamento grupal.

Acrescentamos, ainda, que, se o critério da queixa pode ser um aspecto importante para a composição grupal, isso não se dá pelo fato de garantir a homogeneidade no grupo. Ao contrário, o grupo pode favorecer o reconhecimento e a aceitação da singularidade dos sujeitos com a explicitação das diferentes formas de vivenciar e de lidar com problemáticas semelhantes, uma vez que estas são social e coletivamente constituídas.

A respeito da singularidade dos sujeitos, cabe recorrermos às colocações de Faraco (2009, p. 86-7) acerca do modo como os sujeitos, com suas possibilidades e limitações, são concebidos pelo Círculo de Bakhtin, dialeticamente, como sociais e únicos. Conforme Faraco, nesse contexto teórico, o ser humano ocupa um lugar único, uma vez que reage às condições objetivas de forma distinta, o que o torna "social de ponta a ponta" e "singular de ponta a ponta".

Ainda, quanto à formação do grupo, é importante frisar que a definição da faixa etária como critério ocorreu por entendermos que esse aspecto pode favorecer a união de sujeitos com interesses comuns, o que consideramos fundamental para que o agrupamento de pessoas venha a se constituir num grupo efetivo.

Nessa direção, formamos um grupo de adolescentes entre 11 e 13 anos (identificados por suas iniciais J, D, E, L e M), estudantes do 4.º e 5.º anos do ensino fundamental de escolas públicas de Florianópolis. Eles foram encaminhados por suas escolas com queixas de dificuldades/distúrbios de leitura e de escrita. A terapeuta que conduziu o grupo é identificada pela letra T.

No trabalho terapêutico fonoaudiológico, enfocamos a leitura e a escrita de alguns gêneros discursivos, a saber: *romance, peça de teatro, cartaz de divulgação e sinopse*. Entre esses, priorizamos a peça de teatro, sendo os demais decorrentes e necessários ao enfoque centrado em uma *proposta de elaboração, publicação e encenação de uma peça*. Para a escrita da peça de teatro, partimos da adaptação de um romance lido no contexto terapêutico grupal. Para a publicação da peça em site e sua encenação, os sujeitos produziram os gêneros *sinopse* e *cartaz de divulgação*. Para a discussão de nossos achados elencamos, na seção 3, alguns excertos do trabalho realizado com a *peça de teatro* e o *romance*.

Com base na teoria de gêneros, as práticas de linguagem desenvolvidas no grupo seguiram os seguintes passos: estudo da esfera de circulação do gênero → formação de um *corpus* de textos no gênero → práticas de leitura dos textos selecionados → práticas de análise das propriedades do gênero (leituras reflexivas dos textos selecionados) → produção de textos no gênero → análise da produção realizada (propriedades do gênero) → revisão/reescritura → publicação.

Para a ação com o gênero *peça*, selecionamos um *corpus* de peças teatrais nas modalidades *drama, comédia* e *tragédia*. Comparamos os gêneros *romance* e *peça de teatro* a fim de analisar propriedades textuais que se diferenciam em decorrência da situação social de interação.

Os adolescentes realizaram, também, leituras de entrevistas com dramaturgos; elaboraram uma entrevista para uma autora, enviaram e receberam as respostas por e-mail. Além disso, assistiram a uma peça de teatro, o que visou aproximar os sujeitos o máximo possível das situações concretas de interação [esfera] nas quais os textos desse gênero circulam.

Após a leitura do romance *Goosebumps: ele saiu debaixo da pia*[1] e das sessões destinadas à leitura e à análise das peças de teatro selecionadas, bem como de estudo da esfera da arte dramática e da socioformação[2] do gênero, deu-se início à escrita da peça. Esse procedimento ocorreu em duas fases distintas. Em um primeiro momento, os 29 capítulos do romance foram divididos entre os adolescentes e, em cada sessão, um deles se comprometeu a realizar a adaptação de um capítulo do livro. Essa primeira parte da escrita foi centrada nos seguintes aspectos: indicação dos personagens no canto esquerdo da página e marcação das indicações de cena[3] (isto é, do estado emocional dos personagens e da movimentação dos atores em cena).

Em um segundo momento, de posse da peça completa[4] (todos os capítulos adaptados), procedeu-se à divisão em cenas, pautada na saída e na entrada de personagens: à medida que entrava ou saía um personagem, dava-se origem a uma nova cena. Também nesse momento trabalhou-se com a marcação das vistas (macrorrubricas), que indicam, no topo de cada cena, se é dia ou noite, se a cena é interna ou externa, que personagens comporão a cena. As macrorrubricas também descrevem o cenário (mobília necessária, por exemplo). Após a escrita da peça, deu-se início ao processo de revisão em grupo. A finalidade da revisão foi a publicação em site.

---

1. Nesse romance de R. L. Stine dirigido ao público infantojuvenil, dois irmãos adolescentes (Kat e Daniel) acham na casa para a qual acabaram de se mudar um objeto/esponja (grool) que traz azar a quem o possuir ou estiver próximo dele. Durante toda a trama, os irmãos tentam se livrar do grool.
2. O estudo da socioformação do gênero *peça de teatro* se deu, entre outros aspectos, com uma discussão acerca de aspectos históricos. Fizemos uma explanação sobre o teatro, da origem da palavra e de sua história. Levamos o livro *História mundial do teatro*, de Margot Berthold (2004), para que eles pudessem observar as figuras e ler pequenos trechos. Quando falávamos dos momentos históricos, esclarecíamos que existiam diferentes versões a respeito das informações. Assim aconteceu, por exemplo, com a atribuição da origem da consolidação do teatro ao Deus do vinho, Dionísio.
3. Também conhecidas como microrrubricas. As microrrubricas objetivas indicam a movimentação dos atores em cena; já as subjetivas indicam o estado emocional dos personagens no momento da enunciação.
4. A terapeuta digitou toda a peça, preservando a escritura dos sujeitos, e entregou uma cópia a cada participante a fim de continuar o processo terapêutico.

A publicação foi fundamental para que os adolescentes tivessem como horizonte o outro (o seu interlocutor). Durante o planejamento da escrita, o público-alvo foi um dos fatores que balizaram o processo de produção textual, pois, como afirma Geraldi (1997), se não se tem a quem dizer/escrever, não há razões para que se diga/escreva algo. Da mesma forma, os processos de revisão e reescritura ganham sentido quando se tem no horizonte um leitor de fato, que necessitará de uma produção adequada do ponto de vista enunciativo-discursivo-formal para perceber os sentidos produzidos pelo locutor/escritor.

Os dados foram gerados no período de novembro de 2008 a janeiro de 2010. As sessões foram documentadas com o auxílio de um gravador de áudio e de um diário de pesquisa. As transcrições das falas seguiram a convenção da escrita.

A CONSTITUIÇÃO DE LEITORES E AUTORES NA CLÍNICA FONOAUDIOLÓGICA: RELATO DE EXPERIÊNCIA

A APROPRIAÇÃO DA LEITURA e da escrita dos gêneros abordados no processo terapêutico grupal é o ponto norteador desta seção. Para tanto, apresentaremos excertos de momentos terapêuticos, enfatizando o processo de reenunciação do gênero *romance* para o gênero *peça de teatro*.

A LEITURA DO ROMANCE

O romance selecionado para o trabalho terapêutico foi uma obra dirigida a adolescentes: *Goosebumps: ele saiu debaixo da pia*.

Destacamos fragmentos da interlocução em torno da leitura do romance:

[8 jan. 2009]

T: Vamos fazer assim: eu começo lendo e vou passando a vez, assim cada um lê um pouquinho.

J: Eu não quero ler, não consigo!

E: Eu também não quero ler, não.

L: Eu não tenho dificuldade de ler, não!

E: Então (dirigindo-se a L), já que tu é "o cara", começa lendo.

T: Gente, só lembrando, todos nós temos as nossas habilidades e elas vão sendo melhoradas, ou não, a cada dia. [...] Quem acha que tem dificuldade de ler é porque não lê. Simples assim... Mas a gente tá aqui não só para melhorar a leitura, isso vem naturalmente com o tempo... A gente tá aqui pra aprender a gostar de ler. [...]

E: (tomou a leitura) "O que que eu tinha feito. Lar gue i a pá apa vo rada."

Após a leitura de partes do romance foram feitas perguntas aos adolescentes a fim de compartilharmos a compreensão e a interpretação dos textos lidos. Importante esclarecer que a mediação no processo de leitura esteve distante das perguntas ditas didáticas, ou seja, aquelas que tradicionalmente, segundo Geraldi (1997, p. 170), "fazem do texto um meio de estimular operações mentais e não um meio de, operando mentalmente, produzir conhecimentos. Não há perguntas prévias para se ler. Há perguntas que se fazem porque se leu". O autor afirma ainda que, nas situações de ensino e aprendizagem pautadas na tradição escolar, é comum os alunos lerem primeiro as perguntas sobre o texto antes mesmo da leitura do próprio texto, fazendo da prática de ler uma busca de respostas a questões dadas *a priori*. Ainda, considerando que, na maioria das vezes, encontrar a resposta para tais perguntas não exige maior esforço por parte do leitor, o aluno se limita a fazer um "passeio" pela superfície do texto. Assim, nosso objetivo era, com base na leitura, produzir sentidos pela mobilização dos "fios" do romance e de nossos próprios "fios" (Geraldi, 1997).

Dessa forma, diante de qualquer dificuldade na construção de sentidos, mediávamos esse processo:

[8 jan. 2009]

T: Por que a professora prendeu os dedos?

J: Ela tava lá e prendeu!
T: Mas por quê?
L: Porque deu bobeira?
T: Vocês não entenderam direito o que é o grool? O que significa ter uma coisa dessas?
D: É que ele se alimenta de azar, quando alguém está perto dele acontece alguma coisa de ruim.
J: Ah...

A análise do episódio acima, considerando as proposições de Geraldi (1997) ao tratar do papel da mediação entre professores e alunos nas ações de ensino da leitura em salas de aula, nos remete a refletir sobre o papel do mediador. Esse autor afirma que é possível estabelecer uma situação de interação/mediação, pautada na leitura, de várias formas:

- o texto pode ser objeto de leitura oralizada, em que os alunos leem partes do texto e os que mais se aproximam do padrão de fluência são considerados *bons leitores*;
- a leitura do texto pode ser um pretexto para que se produza escrita;
- a leitura de um texto pode ser compreendida como uma fixação de sentidos, ou seja, o significado do texto é aquele que lhe é imposto pelo mediador;
- o sentido do texto fica restrito à significação individualizada que recebe em uma situação de leitura (perde-se o diálogo com o autor).

Contrário a esses modos de conduzir práticas de leitura, difundidos e recorrentes nas experiências escolares, Geraldi (1997) defende a ideia de que a leitura deve se constituir como uma atividade de produção de sentidos em que o mediador pode, junto com seus aprendizes, ir mapeando as pistas fornecidas pelo texto e, analisando essas pistas, construir a compreensão e a interpretação do material lido.

De acordo com esse pressuposto, podemos acompanhar como, no episódio anteriormente descrito, a mediação foi fundamental para que alguns adolescentes construíssem sentidos e iniciassem a compreensão/interpretação da trama. O texto fornecia pistas de que quando o objeto grool estava por perto aconteciam situações trágicas, e tal *inferência* era crucial para o estabelecimento da interpretação. Com a atividade dialógica, foi possível enfatizar essa inferência para os adolescentes, favorecendo a significação global da trama. Em outras palavras, a leitura compartilhada objetivava, para além de atingir um padrão de fluência predeterminado, estabelecer interações favoráveis à construção, entre os componentes do grupo, de sentidos.

Ainda, nos processos de leitura, considerando a teoria de gêneros do discurso, foram analisados aspectos relativos às condições de produção textuais, com base, entre outras, na colocação destacada na parte superior da capa do livro: "300 MILHÕES DE LIVROS: A SÉRIE MAIS VENDIDA NO MUNDO!"

[15 jan. 2009]

T: O que vocês acham que isso significa? Por que escrever isso bem no topo da página em fundo azul, enquanto o livro tem fundo laranja?

D: É que muita gente leu.

T: Sim, mas por que colocar na capa do livro que muita gente leu? Na capa vai o nome do livro, do autor e da editora.

M: Pra gente ficar com vontade de ler também?

T: Isso, M. É um apelo comercial da editora [...].

T: Outra coisa: quem escreveu o livro?

D: R. L. Stine, nome estranho.

[...]

T: Este autor é brasileiro?

M: Não. É americano.

[...]

T: Então tá, o cara que escreveu é americano. A história se passa nos Estados Unidos?

[...]

T: As questões da cultura do povo onde se passa a história são muito importantes pra que a gente entenda a história. [...] A gente tem que se transportar pra outros lugares quando lê, aí fica mais fácil de entender.

T: Vocês acham que o livro foi escrito nos dias de hoje ou há mais tempo?

J e L: Nos dias de hoje!

T: Por quê?

J: Sei lá, não tem nada antigo...

T: Bom, na contracapa a gente tem essa informação, mas pela leitura a gente pode perceber que é uma história atual. Que nem outro dia, eu tava lendo um livro e a guria ia no Google realizar uma pesquisa. São pistas do tempo em que os personagens estão vivendo. Vocês sabem o que é Google?

D: Eu sei, a gente procura qualquer coisa que quer na internet.

T: Mais uma: para que público, para o povo de que idade o livro foi escrito?

M: Para adolescente, você já tinha falado!

[...]

T: Com que objetivo se escreve um texto desses? Com que objetivo se lê um texto desses?

L: Para vender muito e ficar rico.

Percebemos que os questionamentos motivaram o posicionamento dos sujeitos, por exemplo, nas respostas dos adolescentes ao perguntarmos o objetivo de colocar na capa do livro a tiragem de milhões de exemplares: "Pra gente ficar com vontade de ler também?"

Ao tratarmos das questões relacionadas às condições de produção do romance, visamos provocar reflexões que permitissem o entendimento do texto (gênero romance) como uma *construção social* que se realiza com propósitos discursivos específicos. A esse respeito, vale destacar as colocações de Rodrigues (2005, p. 160):

> Também o enunciado não pode ser separado da situação social (imediata e ampla). Não se pode compreender o enunciado sem considerá-la, pois o discurso, como "fenômeno" de comunicação social, é "determinado" pelas

relações sociais que o suscitaram. Há um vínculo efetivo entre enunciado e situação social, ou melhor, a situação se integra ao enunciado, constitui-se como parte dele, indispensável para a compreensão do seu sentido.

Se a dimensão social é constitutiva do enunciado tanto quanto a dimensão verbal, a falta de acesso ao extraverbal, diz Rodrigues (2005), nos coloca diante de um texto visto na qualidade de *sistema* e não de enunciado. Indo nessa mesma direção, Barbosa (2008) afirma que apreender o funcionamento discursivo de um gênero passa pelo entendimento de como este está articulado com o contexto social, histórico e cultural de sua produção e circulação. Com base nesse pressuposto, conduzimos as práticas de leitura enfatizando aspectos da ordem do social e do histórico: enunciação e discurso, situação de produção (quem fala, a quem, com que intenção, de que lugar, com que posicionamento ideológico, em que suporte, em que momento histórico).

A ADAPTAÇÃO DO ROMANCE PARA UMA PEÇA DE TEATRO

Para analisarmos a adaptação do romance para uma peça teatral, realizada após a leitura do romance e de peças teatrais, optamos por apresentar um episódio em que J estabelece uma interlocução com os outros adolescentes para esclarecer uma dúvida sobre uma indicação de personagens. Nesta, dois personagens falariam ao mesmo tempo, seguindo a adaptação do diálogo presente no livro, conforme observado no trecho: – *Sumiu? – Daniel e eu gritamos ao mesmo tempo*. Como essa foi uma situação inusitada durante o trabalho com a produção escrita da peça, J não sabia como proceder e colocou esse aspecto em discussão:

[19 mar. 2009]: Referente à reenunciação do capítulo 10 do romance.

J: T, como eu faço aqui? São dois falando junto.

T: Quem tá falando junto?

J: A Kat e o Daniel.

T: Tão falando o quê?

J: Sumiu? É que o Valente sumiu.
T: Como é que você acha que é?
[...]
D: Bota: Kat, Daniel.
M: Põe Kat dizendo *sumiu* (faz com voz fina) e Daniel falando *sumiu* (fala com voz grossa), não tem que pôr igual do livro, põe cada um falando...

É possível observar, no enunciado dos sujeitos, uma ação de linguagem conjunta. Dada a dúvida de J, M e D apresentaram estratégias possíveis para que o impasse fosse resolvido. A situação de interação descrita evidencia como a abordagem grupal permitiu uma construção conjunta de estratégias de escrita para as dúvidas apontadas, por exemplo, por J. Foram apresentadas duas possíveis soluções para o problema exposto por J, e coube a ela refletir e optar pela mais adequada a seu projeto discursivo. Quanto a esse episódio, vale a pena destacar a participação da terapeuta como a de mediadora de uma interlocução entre os adolescentes em busca de uma possível solução.

Ainda a respeito das marcações das ações dos personagens, outra questão foi abordada pela terapeuta, essa relacionada ao modo de textualização dos pensamentos dos personagens na peça. Embora o assunto já tivesse sido debatido em sessões anteriores, J ainda não sabia como lidar com essa marcação na sua produção escrita, o que motivou a seguinte interlocução:

[19 mar. 09]
T: Aqui[5], J, não é pensei...
J: Pensa...
T: Mas como é que o povo que vai tá assistindo a peça vai ver o pensamento da Kat? Gente (diz pra todos), como é que a gente faz pro pensamento de um personagem aparecer em cena?

---

5. J havia escrito: "KET – Pobre Valente (pensei) serto com medo e asustado" [O cachorro havia desaparecido e por isso a personagem Kat pensava que ele deveria estar assustado.].

J: Tira.
D: Não. Tem que pôr a Kat falando ou fazendo alguma coisa.
M: É importante? Se é importante, não dá pra tirar...
T: Qual é o pensamento, J?
J: (lê) "Pobre Valente, pensei, certo com medo e assustado..."
D: Isso não dá ação.
T: Põe ela falando isso...
L: Ih... vai ter que falar sozinha...
T: Tem que pôr como se ela tivesse falando sozinha mesmo... Tipo falando baixinho... meio que sussurrando... pra dá a impressão que ela tá pensando...

A situação acima revela até que ponto o atendimento em grupo pode ser eficaz, pois propicia um espaço de ensino--mediação-aprendizagem. No início do processo terapêutico, a profissional ocupava, prioritariamente, o papel de mediadora, realizando perguntas geradoras de desenvolvimento, levando os sujeitos a refletir sobre a linguagem e, ao mesmo tempo, oportunizando a troca de experiências entre os integrantes do grupo. Contudo, no decorrer desse processo, os papéis foram sendo intercambiados por todos os componentes do grupo, ou seja, todos, incluindo a terapeuta, passaram a ser ora *ensinantes*, ora aprendizes. O comprometimento com o outro e consigo mesmo foi sendo desenvolvido em função da abordagem grupal proposta, o que resultou numa atitude responsiva e de autoria por parte dos adolescentes.

Nesse sentido, os sujeitos que no início do atendimento rejeitavam as atividades de leitura e escrita, à medida que participavam de *práticas sociais* de linguagem, não só aceitavam como se engajavam nos exercícios propostos e se comprometiam com a aprendizagem grupal e com o desenvolvimento individual. Percebemos um estado (gradativo) de transformação e de constituição de leitores e escritores/autores.

Consideramos que o engajamento nas atividades foi se intensificando, aos poucos, em função de o contexto de atendimento grupal ter promovido trocas de experiências e de conhecimentos, além de um sentimento de pertencimento entre os adolescentes. Tal sentimento advém, entre outros aspectos, de vivências anteriores; o outro, o parceiro de terapia, é aquele que também passou por situações de exclusão e de estigma; enfim, a constituição do grupo implica a constituição de um estado de acolhimento recíproco (Machado, 2007), a partir do qual cada um se reconhece no outro – portanto, as possibilidades e o sucesso do outro representam as próprias possibilidades e o próprio sucesso.

Com relação à troca de experiências entre os participantes, vale destacar que, a exemplo de M, outros adolescentes apresentaram ao grupo saberes construídos em sessões anteriores. Ao acreditarmos que o desenvolvimento cognitivo é provocado pelas ações epilinguísticas socializadas e recorrer a Bakhtin (2006, p. 116) – que diz que "a base da atividade mental em língua materna" é considerada forma de desenvolvimento do pensamento e da consciência –, entendemos que "não existe atividade mental sem expressão semiótica [...] o centro organizador e formador não se situa no interior, mas no exterior".

Enfim, com base no pressuposto de que a linguagem organiza o pensamento, dá-lhe forma, modela-o e determina sua orientação, e de que o conhecimento é constituído na intersubjetividade das relações sociais (Bakhtin, 2006), consideramos que a aprendizagem da/sobre a linguagem dos sujeitos desta pesquisa foi *produto* de um saber construído na interação em grupo. Antes que os sujeitos demonstrassem conhecimentos pontuais de forma individual, eles necessitaram experimentar esses mesmos conhecimentos socializados, intersubjetivamente. A partir daí o saber, socialmente adquirido, passou a fazer parte do saber individual e os adolescentes começaram a utilizá-lo de forma singular.

O PROCESSO DE REVISÃO DA PEÇA EM GRUPO

A seguir, analisaremos interações em que os sujeitos revisaram a peça de teatro produzida pelo grupo.

Vale registrar que durante o processo de produção da peça já haviam sido operadas atividades de revisão e reescritura do texto; isto é, toda a peça já havia sido lida pela terapeuta, cada integrante já tinha lido a parte que lhe coubera quando da reenunciação dos capítulos do romance e, em diversos momentos, os sujeitos leram as produções uns dos outros e participaram ativamente com sugestões para a melhoria do texto. Mesmo com o processo de releitura anterior, procedemos, em outro momento, à revisão e à reescritura de trechos da peça produzida, com o objetivo de adequá-la cada vez mais ao gênero e aos aspectos notacionais da língua escrita.

As leituras foram realizadas conjuntamente, ou seja, cada participante do grupo foi lendo parte da peça, independentemente de ter sido ou não o escritor do capítulo em questão[6]. Assim, a mesma versão do texto passou pela leitura e reescritura de todos os participantes do grupo (a terapeuta e os adolescentes).

Para que nossos propósitos quanto à revisão fossem concretizados, recorremos também a uma estratégia denominada *vale-tudo*[7] (Machado, 2007), ou seja, colocamos uma folha em branco no centro da mesa e sugerimos aos sujeitos que sinalizassem quando percebessem algum problema no texto, em qualquer dimensão relacionada à linguagem escrita. O registro por escrito deveria ocorrer quando surgissem dúvidas, principalmente quanto aos aspectos ortográficos, de modo que poderiam escrever determinada palavra em suas várias formas gráficas possíveis (disse, dise, dice, diçe, disce) para que, após discutir em torno das hipóteses lançadas, recorressem à memória léxico-visual para realizar a escolha de acordo com a convenção.

É importante frisar que as mediações conduzidas pela terapeuta nas produções textuais objetivaram sobretudo a construção, nos adolescentes, do senso de autoria do texto; nessa direção,

---

6. Já que todos os integrantes participaram das produções uns dos outros em torno de um projeto discursivo (Bakhtin, 2003) comum, imputamos a autoria da peça de teatro ao grupo.
7. O vale-tudo (Machado, 2007) consiste em escrever dada palavra em suas várias formas possíveis visando à análise e ao reconhecimento da ortografia segundo a convenção.

o processo de reestruturação textual foi tratado como constitutivo da produção escrita. Enfim, na concretização de um projeto comum, ressaltada a posição de todos como coautores, a participação de cada adolescente foi sendo negociada à medida que agiam sobre e com a linguagem e *sofriam* as ações da linguagem sobre eles e sobre os textos em produção.

Para evidenciar a progressiva autonomia adquirida pelos adolescentes, com base nas reflexões grupais ao longo do processo de reescritura textual, vejamos um episódio dialógico:

[21 maio 09]

L: (lendo o capítulo 3 escrito por J)... *Stop!* Enxergando é com x... (eles arrumam) (L continua lendo) [...] "mas esponjas não respi...rão não é mesmo?" (fez uma pausa na hora de ler *respirão* e leu *respiram*)

M: Tá estranho... É respirão?... Não é respiram? Esqueci de novo...

T: Alguém quer falar dessa diferença?

M: É que *respirão* é que vai respirar...

L: Que ainda vai respirar...

T: (trabalha a diferença enfatizando também a posição da sílaba tônica)

L: (continua lendo) [...] "não diser pra ninguei que você é meu irmão"? *Stop, stop!*

D: Não VOU dizer pra ninguém que você é meu irmão...

M: Dizer é com z!

J: Eu sei!

T: Tá, e "ninguém" escreve como?

(D escreve no papel *ningem*; J, *ningeim* e L, *ninguém*; M não escreve nada)

Podemos observar que a escolha de centrar a apropriação da língua escrita com base no trabalho com o texto em situações significativas de leitura e escrita gerou resultados terapêuticos relevantes para os adolescentes. Tal fato reforçou nossa crença inicial de que não seria produtivo, no caso da apropriação dos usos sociais da escrita, principalmente no contexto terapêutico – em que os sujeitos estão ali por apresentar sofrimento em relação ao aprendizado da linguagem escrita –, priorizar discussões/atividades que abordassem isoladamente a convenção ortográfica dos léxicos que compõem a nossa língua, como nas palavras *dizer* ou *enxergando*. Mas, ao inserirmos tais considerações em uma situação de uso efetivo da linguagem escrita, o da revisão textual para a encenação e publicação da peça produzida, trouxemos o *mundo da vida* (Bakhtin, 2006) para dentro da clínica. E assim, concebendo a língua em sua realidade concreta, foi possível abordar a escrita em todas as suas dimensões constitutivas.

Cabe ainda ressaltar que as questões ortográficas foram tratadas no grupo de terapia levando-se em conta a existência de leitores reais que precisariam compreender o escrito, e a pressuposição escrita de determinadas normas para que esses leitores e escritores compartilhem sentidos. Ao mesmo tempo que a explicitação da existência de interlocutores direcionou a escolha de estratégias terapêuticas, os resultados obtidos evidenciaram os impactos positivos dessa escolha. Pudemos observar uma atitude responsiva dos participantes ao compartilharem reflexões a respeito da escrita das palavras, favorecendo a mediação e a construção de conhecimentos sobre a ortografia. Nesse sentido, os jovens demonstraram progressivamente autoria, uma vez que passaram a ler e reler os textos produzidos pelo grupo e a apontar possíveis inadequações, seja em relação ao *discurso* como "produto" de sentidos construídos, seja na *forma* como materialização desses sentidos. Evidenciando as estratégias incorporadas pelos adolescentes para operarem sob os aspectos ortográficos, apresentamos o seguinte episódio:

[21 maio 09]
J: (estava lendo a adaptação do capítulo 4, escrito por M, quando chegou num trecho em que foi interrompida por L)
[...]
L: *Stop!* Aconteceu não é assim. [estava escrito: "MÃE – O que acomtecel? Quem gritol?"]
T: Vamos escrever...

(L escreveu *aconteceu*, D e M escreveram *acomteceu* e J escreveu *aconteceu*)

T: Gente, a gente já trabalhou isso aqui... quando é com m... quando é com n... Quem lembra?

L: Eu! É... m se aqui tem p, se aqui tem b é m [aponta para o t da palavra aconteceu]. Se for de outro jeito, é n.

T: Isso aí. (trabalha mais a diferença entre m/n nos contextos de palavras) [...] mas o u e o l... aí é mais difícil... não tem regra... eu não conheço, pelo menos...

M: Mas tu sabe uma regra, aquela do sol.

[...]

T: Não é regra, M. A gente tava observando algumas palavras pra ver se a gente achava alguma regularidade, alguma regrinha mesmo... Lembra?

M: Esqueci. Era *sol, farol* era l e quando que não era l?

T: Tá, então você não esqueceu [...] palavras que terminam com som mais fechado... *seu, aconteceu, apareceu, machucou, cantou* terminam com u... e palavras que terminam com som mais aberto, tipo *farol, sol, rouxinol, caracol*... qual mais, M?... É... *painel... mel...* tendem a terminar com l...

[...]

T: Mas tem uma coisa... tipo *céu... chapéu... véu...* quando é aberto mas tem acento, aí é com u mesmo...

O excerto acima evidencia um movimento importante no processo de aprendizagem, pois mostra a reflexão acerca da distinção entre *u* e *l* em contextos de final de palavra. Tal discussão, que já ocorrera anteriormente, possibilitou a M resgatar conhecimentos que havíamos compartilhado no grupo. O adolescente, inclusive, nomeou uma suposta regra para os usos de *u* e *l*, *a regra do sol*. A partir daí, pudemos avançar explicitando não se tratar de uma regra propriamente, mas de possíveis regularidades que direcionam o uso das letras em questão.

Se consideramos relevante o trabalho terapêutico voltado para os aspectos formais da língua, mais importante ainda foi promover entre os adolescentes o entendimento de que para operar sobre esse aspecto é fundamental incorporar a reestruturação textual como parte do processo de escrita.

Dando continuidade à análise em torno dos aspectos ortográficos abordados na reescrita da peça, vale destacar outra interlocução estabelecida entre os participantes do grupo:

[28 maio 09]
L: (lendo)... "vala para Daniel". É ffffala para Daniel...
D: (diz baixinho) fffala.
T: É só olhar para a escrita da palavra. Existe vala? O que é vala? Tem letra que a gente troca e que não muda a palavra, então se eu escrevo disse com dois esses, disse, com c, disse, sei lá, com ç... vai continuar sendo disse... agora... essas trocas de f/v, p/b, t/d, q/g mudam a palavra... mudam pra uma palavra que não existe ou pra uma palavra que existe, mas daí, se a palavra existe, é fácil, é só olhar pra frase... Então, deixa eu ver, vaca e faca... Jéssica foi almoçar em minha casa e acabou se cortando com a vaca...
J: Eu?
M: Eu pato no meu irmão!
T: Isso mesmo, tá, pato existe, até aí tudo joia, mas na frase dá pra ver que não é pato.

Esse episódio demonstra de que forma abordamos as substituições de grafemas que se opõem pelo traço de sonoridade, presentes nas escritas de nossos sujeitos. Assim, trazer o conhecimento linguístico dos adolescentes para as interlocuções estabelecidas no grupo significou tornar o processo de apropriação da escrita interativo e garantiu um lugar de autoria – portanto, de sujeito da linguagem – a todos os componentes do grupo.

Finalizamos esta seção com a apresentação de um excerto propício ao fechamento das reflexões conduzidas neste capítulo, uma vez que explicita as relações grupais como fundantes da formação dos sentidos necessários a qualquer atividade significativa no campo da linguagem. No episódio, sugerimos aos adolescentes que lessem o capítulo de forma silenciosa e anotassem no texto as suas observações. Após a leitura, questionamos:

[18 jun. 09]: Referente à adaptação do capítulo 20 escrito por M.

T: Então? O que cada um viu que o M, na hora em que estava escrevendo o texto, não viu?

M: Mas eu também achei umas coisas...

T: Claro, M. Quando a gente volta no texto da gente, a gente também enxerga um monte de coisas...

O mais relevante nessa atividade de linguagem, em que se propôs aos sujeitos retomar suas produções, foi ir além da significação que um processo de escrita requer; pretendemos, junto com os adolescentes, enaltecer a presença do outro como fator de constituição da singularidade. Assim, as trocas de experiências representam um espaço importantíssimo para a construção de possibilidades. Segundo Freitas (2007, p. 149), Bakhtin afirma que o *eu* de um sujeito só existe na fronteira com o *eu* do outro, sendo os sentidos depreendidos no encontro das *psiques* individuais:

> O *eu* para Bakhtin só existe a partir do diálogo com outros *eus*. O *eu* precisa da colaboração dos outros para poder definir-se e ser autor de si mesmo. Uma única consciência não pode dar sentido ao seu *eu*; só uma outra consciência pode dar ao *eu* um unificado sentido da sua própria personalidade.

Por essa razão, ao indagarmos, após a leitura do capítulo escrito por M, o que apenas ele não havia percebido na hora em que estava escrevendo, um de nossos objetivos foi significar a presença do outro como a de alguém que, por estar em outro espaço, tem condições de ver o que o sujeito, ele mesmo, do lugar em que se encontra, não consegue ver. Essa complementaridade/esse deslocamento de visões, evidenciada durante a dinâmica em grupo, representa o germe do dialogismo bakhtiniano.

Dessa forma, em meio à construção de identidades, os sujeitos foram tomando certas atitudes inovadoras. Ao assumir perspectivas de leitores de seus próprios escritos e dos de seus colegas, eles foram, ante uma série de escolhas e possibilidades que a língua oferece, (trans)formando-se e constituindo-se.

Por último, é necessário informar que, após a escrita da versão final da peça, foi trabalhado o gênero *sinopse*, o que ocorreu como condição para a sua publicação. Em seguida, a peça foi enviada para um site e, finalmente, encenada pelos adolescentes, que produziram cartazes para a divulgação do evento.

CONSIDERAÇÕES FINAIS

A TEORIA DE GÊNEROS DO DISCURSO de Bakhtin pressupõe conceber a linguagem como um fenômeno dialógico. Alinhada a essa perspectiva teórica, a atuação fonoaudiológica objeto de nossa análise, desenvolvida com sujeitos encaminhados para atendimento clínico em função de supostas dificuldades de leitura e escrita, priorizou práticas significativas de leitura e escrita, em especial operar coletivamente sobre as diferentes dimensões que caracterizam o funcionamento dos gêneros discursivos. Para além de ressignificar a noção de incapacidade, deficiência e impossibilidade dos sujeitos em suas relações com essa modalidade de linguagem, nosso objetivo foi desenvolver/ampliar as possibilidades linguístico-discursivas dos sujeitos por intermédio das práticas sociais de leitura e escrita estabelecidas na interação grupal.

Foi a partir do entendimento da linguagem, pautado na teoria de gêneros do discurso, que travamos um embate sociodialógico nos processos de apropriação da linguagem escrita em situação de terapia fonoaudiológica em grupo. A descrição e a análise do estudo que desenvolvemos nos levaram a concluir que a *interlocução* possibilitou aos participantes do grupo apropriar-se dos gêneros do discurso focados nas práticas trabalhadas e, consequentemente, das competências necessárias a essa apropriação.

Assim, a escolha de uma abordagem terapêutica fonoaudiológica grupal ocorreu por oportunizar aos adolescentes uma situação de interação em que pudessem compartilhar não só sofrimentos e fracassos advindos de relações restritas e negativas com a linguagem escrita, mas formas de ressignificar tais experiências e de estabelecer relações prazerosas e significativas com as práticas de leitura e escrita.

Desse modo, a situação de exclusão vivenciada por esses adolescentes no contexto escolar – e, muitas vezes, reiterada pelos discursos de familiares e dos próprios adolescentes – foi redimensionada, na medida em que se transformou num elemento de inclusão e pertencimento ao grupo. A mediação promovida pela terapeuta promoveu a constituição do grupo, o que implicou a garantia de um lugar de autoria a todos os seus componentes. Em oposição ao *status* de deficiente, portador de distúrbios ou de limitações, os adolescentes passaram a se reconhecer como sujeitos/autores da linguagem.

⸺⚬⸺

REFERÊNCIAS BIBLIOGRÁFICAS

BAKHTIN, M. *Estética da criação verbal*. São Paulo: Martins Fontes, 2003.
_____. *Marxismo e filosofia da linguagem*. São Paulo: Hucitec, 2006.
BARBOSA, J. P. "Do professor suposto pelos PCNs ao professor real de língua portuguesa: são os PCNs praticáveis?" In: ROJO, R. *A prática de linguagem em sala de aula: praticando os PCNs*. São Paulo: Mercado de Letras, 2008, p. 149-81.
BERTHOLD, M. *História mundial do teatro*. 2. ed. São Paulo: Perspectiva, 2004.
FARACO, C. A. *Linguagem e diálogo: as ideias linguísticas do Círculo de Bakhtin*. São Paulo: Parábola, 2009.
FREITAS, M. T. "Bakhtin e a psicologia". In: FARACO, C. A.; TEZZA, C.; CASTRO, G. de. *Diálogos com Bakhtin*. Curitiba: Editora da UFPR, 2007, p. 141-59.
GERALDI, W. *Portos de passagem*. São Paulo: Martins Fontes, 1997.
MACHADO, M. L. *Grupo de linguagem escrita: uma proposta de intervenção fonoaudiológica*. Dissertação (Mestrado em Distúrbios da Comunicação), Universidade Tuiuti do Paraná, Curitiba (PR), 2007.
RODRIGUES, R. H. *A constituição e o funcionamento do gênero jornalístico artigo: cronotopo e dialogismo*. Tese (Doutorado em Linguística), Pontifícia Universidade Católica de São Paulo, São Paulo (SP), 2001.
_____. "Os gêneros do discurso na perspectiva dialógica da linguagem". In: MEURER, J. L.; BONINI, A.; MOTTA-ROTH, D. (orgs.). *Gêneros: teorias, métodos e debates*. São Paulo: Parábola, 2005, p. 152-83.
STINE, R. L. *Goosebumps: ele saiu de baixo da pia*. São Paulo: Fundamento, 2007. (Coleção Goosebumps v. 13.)

2. Práticas intergeracionais e linguageiras no processo de envelhecimento ativo

GISELLE MASSI
REGINA CÉLIA CELEBRONE LOURENÇO
ROXELE RIBEIRO LIMA
CARINE ROSSANE PIASSETTA XAVIER

NESTE CAPÍTULO, DISCUTIREMOS QUESTÕES relativas ao desenvolvimento de encontros intergeracionais, sempre mediados pela linguagem, analisando os sentidos que um grupo de idosos atribui a esses encontros. Para tanto, buscamos explicitar fatores que têm contribuído para o aumento da longevidade, tomando o envelhecimento como uma conquista da humanidade que, por sua vez, gera novos desafios a ser enfrentados com o engajamento do Estado e da sociedade como um todo. Apresentamos dispositivos legais, planos e estatutos elaborados, em âmbito nacional e internacional, sobre essa temática usando uma abordagem que assume o envelhecimento ativo e participativo em uma sociedade para todas as idades e aberta ao desenvolvimento de programas intergeracionais.

Assim, concebendo o envelhecimento como um processo munido de sentidos – construídos ao longo da vida –, como um tempo útil, recoberto de possibilidades de realizações e (res)significações, destacamos o papel da linguagem como efeito discursivo de sentido, como atividade simbólica que (res)significa a história de vida de cada sujeito e (re)organiza lembranças do passado, bem como experiências do presente e do futuro, promovendo integração social e encontros intergeracionais. Assim, ressaltamos que a participação social e a solidariedade entre diferentes gerações, aspectos indispensáveis para a promoção de um envelhecimento ativo, saudável e digno, dependem de processos de interlocução que ocorrem no espaço da produção da linguagem.

Além disso, tendo em vista o fato de estarmos insertos em uma sociedade grafocêntrica e, portanto, fundamentada na escrita, esclarecemos que práticas discursivas intergeracionais pautadas na perspectiva do letramento são imprescindíveis para que cada sujeito idoso participe ativamente da sua comunidade, fazendo valer seu direito a uma vida saudável. Por fim, analisamos do ponto de vista qualitativo o significado que práticas intergeracionais assumem para um grupo de nove pessoas com idade entre 60 e 86 anos que apresentavam condições distintas de letramento. Ou seja, nesse grupo, alguns sujeitos mantinham uma relação extremamente produtiva e positiva com a escrita, enquanto outros mostravam sérias dificuldades para ler e escrever. De qualquer forma, como critério de inclusão para participar do estudo, todos os seus integrantes já tinham desenvolvido, com a mediação de uma fonoaudióloga, atividades grupais de leitura e escrita, sob a perspectiva do letramento, durante um ano letivo, no mínimo.

Com relação ao posicionamento dessas nove pessoas acerca de encontros intergeracionais, todas adotaram uma postura positiva diante da possibilidade de tais encontros, em virtude da troca de conhecimentos e experiências entre várias gerações. Para os sujeitos desse estudo, aproximações intergeracionais assumem sentidos ligados ao compartilhamento, à quebra de paradigmas, à exposição ao diferente e à novidade, à valorização do velho diante do novo e vice-versa. Assim, eles indicam estar dispostos a rever e a reelaborar suas opiniões e seus papéis na vida pública e privada, usufruindo de uma sociedade aberta para todas as gerações.

ENVELHECIMENTO E LINGUAGEM: CENÁRIO SOCIODEMOGRÁFICO E DIRETRIZES LEGAIS

ESTAMOS VIVENDO UMA PROFUNDA alteração no quadro demográfico planetário, determinada por acelerado e irreversível crescimento da longevidade mundial. O número de pessoas com mais de 60 anos é o que mais cresce, tanto nos países desenvolvidos como naqueles que estão em processo de desenvolvimento. Para compreendermos melhor essa revolução demográfica, convém comentar que, no Brasil, a expectativa de vida, em 1900, era de 33 anos, subindo para 39 na década de 1940. Até os anos 1980, a nação brasileira era considerada jovem, pois nela era expressivamente maior o número de crianças e de jovens do que o de adultos com idade superior a 40 anos.

No ano 2000, a média de vida da população brasileira saltou para 70 anos de idade, levando o país a contar com um aumento da população idosa e com um decréscimo no número de crianças até 10 anos de idade. E, no que tange à ampliação da longevidade, os números não pararam de subir. De acordo com o Instituto Brasileiro de Geografia e Estatística (2010), a expectativa de vida do brasileiro alcançou, em 2009, a casa dos 73 anos e deve ultrapassar os 80 anos de idade em 2025, quando o Brasil contará com aproximadamente 32 milhões de pessoas com mais de 60 anos, tornando-se o sexto maior país em número de idosos, conforme relatório do Centro Regional de Informação das Nações Unidas (2007).

Embora a expressão numérica por si só não seja capaz de explicitar as transformações que temos acompanhado, no que se refere ao convívio social com pessoas mais velhas, o acelerado aumento da população idosa, pela própria visibilidade social que assume, vem alterando relações entre pessoas de diferentes gerações. A ampliação da longevidade e as mudanças sociais, econômicas e culturais que dela decorrem vêm mobilizando debates e organizando assembleias nacionais e internacionais, as quais reúnem gestores dos quatro cantos do planeta para debater o processo de envelhecimento humano e elaborar planos e propostas capazes de enfrentar esse processo de maneira digna e saudável. Afinal, o aumento da longevidade e a chegada da velhice são conquistas da humanidade, devendo ser percebidas e trabalhadas de forma produtiva – e não permeadas pela burocracia das aposentadorias, pela recusa ao diálogo, pela negação dos direitos dos idosos ou por abusos financeiros que os afetam diretamente, sobretudo quando consideramos que 75% de nossos velhos vivem com menos de três salários mínimos mensais.

Em termos internacionais, foi elaborado, durante a Assembleia Mundial sobre Envelhecimento, em Madri, um Plano de Ação Internacional (2002). Aprovado pela Organização das Nações Unidas, esse plano afirma que cada nação deve ocupar-se com a promoção de uma abordagem positiva diante do envelhecimento, superando estereótipos depreciativos e imagens distorcidas que representam os idosos como peso social e problema econômico. Ainda de acordo com o Plano Internacional, ações governamentais e da sociedade civil organizada de todos os países do mundo devem conduzir mudanças políticas e práticas em todos os setores sociais, buscando concretizar as potencialidades das pessoas idosas no século XXI. De maneira geral, o plano de Madri pauta-se na participação ativa dos idosos na sociedade; no desenvolvimento e na luta contra a pobreza; no fomento à saúde e ao bem-estar na velhice; e na criação de um entorno propício e favorável ao envelhecimento.

Também em função da Assembleia de Madri foi elaborado documento intitulado "Envelhecimento ativo – Uma política de saúde". Ele define o envelhecimento ativo como processo de otimização das oportunidades de saúde, participação e segurança, com o objetivo de melhorar a qualidade de vida dos idosos. A palavra "ativo" refere-se à participação e ao contínuo envolvimento de pessoas velhas nas questões sociais, econômicas, culturais, espirituais e civis que dizem respeito às comunidades em que estão insertas, e não apenas à capacidade de estarem fisicamente produtivas ou de fazer parte da força de trabalho.

No Brasil, o artigo 230 da Constituição de 1988 assume que o Estado, a sociedade e a família devem amparar pessoas idosas, assegurando sua participação na sociedade e comunidade, defendendo sua dignidade, seu bem-estar, e garantindo-lhes o direito à vida (Brasil, 1988). De forma mais específica, para garantir direitos sociais e promover políticas públicas que permitam ao idoso participar ativamente da nossa sociedade, a partir da década de 1990 foram sancionadas, no Brasil, leis estritamente voltadas para esse segmento populacional. Com base na Constituição de 1988, foram desenvolvidos a Política Nacional do Idoso, o Estatuto do Idoso e a Política Nacional de Saúde da Pessoa Idosa, medidas que buscam ressaltar a promoção da saúde, da autonomia, da integração e da participação efetiva de pessoas com 60 anos ou mais. (Brasil, 1996 e 2003). Conforme a Política Nacional do Idoso (Decreto n. 1.948/1996), "a pessoa idosa deve ter assegurado seus direitos sociais, a partir de políticas que criem condições de promover sua autonomia, integração e participação ativa na sociedade" (Brasil, 1996, p. 42). Conforme o Estatuto do Idoso (Lei n. 10.741/2003, art. 3º),

> é obrigação da família, da comunidade, da sociedade e do poder público assegurar à pessoa idosa, com absoluta prioridade, a efetivação do direito à vida, à saúde, à alimentação, à educação, à cultura, ao esporte, ao lazer, ao trabalho, à cidadania, à liberdade, à dignidade, ao respeito e à convivência familiar e comunitária. (Brasil, 2003, p. 5)

Com relação à Política Nacional de Saúde da Pessoa Idosa (Portaria n. 2.528/2006), sua principal finalidade é promover, manter e recuperar a autonomia e a independência de idosos, direcionando medidas coletivas e individuais de saúde para esse fim. Tal política esclarece que, quando o envelhecimento é aceito como conquista, o aproveitamento das competências e das experiências de pessoas velhas é assumido como possibilidade de desenvolver sociedades humanas maduras e integradas. Nesse sentido, vale ressaltar que o aumento da longevidade é, sem dúvida, um êxito alcançado pela humanidade, determinado pelo controle e pela queda das taxas de natalidade e mortalidade. Paralelamente a isso, com o declínio de doenças infectoparasitárias, houve aumento da expectativa de vida. O processo de envelhecimento de dada população decorre da elevação de seu padrão de vida, a qual é viabilizada por um extenso trabalho que envolve várias ações, como urbanização das cidades, benfeitorias nas condições sanitárias e elevação da higiene pessoal, adequações nutricionais, melhoria das condições de moradia e de trabalho.

Além do acesso à saúde, a educação tem assumido papel determinante no aumento da longevidade, pois, além de estar intimamente relacionada à prevenção de doenças e à promoção da saúde, é um setor responsável por vários programas de planejamento de vida individual, familiar e coletiva, propiciando controle de natalidade e mortalidade, sobretudo a infantil, bem como melhorando as condições sociais e econômicas da população.

É certo que todos esses fatores representam conquistas para e de toda a humanidade. Eles têm elevado o número de idosos nas sociedades e, também, o número de anos que vivemos. Cumpre-se, assim, uma meta que vem sendo perseguida pelo homem ao longo de sua existência: ter uma vida longa. Mas essas conquistas, além de ganhos inquestionáveis, apontam para novos desafios a ser enfrentados, pois o aumento da longevidade populacional nos leva a considerar a necessidade de contarmos com bem-estar físico e social nesses anos que estão nos sendo concedidos. Afinal, não basta envelhecer, é preciso envelhecer bem, de forma digna e saudável. Além do aumento cronológico dos anos, é fundamental considerar a qualidade e a autonomia que o idoso terá nessa sobrevida. Conforme Lourenço e Massi (2011), os velhos podem alcançar autonomia e qualidade de vida à medida que, ao superarem preconceitos impostos por uma sociedade consumista que privilegia o novo, assumirem-se como protagonistas de sua história e reivindicarem seus direitos de cidadania, de prazer e de reconhecimento social.

De maneira geral, a criação de dispositivos legais, como os anteriormente citados, denota uma preocupação do Estado brasileiro com a implantação de programas vinculados à saúde, à educação, ao trabalho, à assistência e ao lazer da população que envelhece. São leis que anunciam claramente a necessidade de a sociedade assumir o envelhecimento sob um enfoque positivo, que garanta lugar ao idoso. Assim este pode dar continuidade à sua existência ativa, produtiva e saudável, na medida em que permanece continuamente integrado à sociedade desde que haja respeito e convivência com familiares e demais pessoas que compõem a sua comunidade.

E para que os idosos permaneçam integrados à sociedade é necessário destacar o papel da linguagem nesse contexto. As práticas sociais e, portanto, as atividades linguístico-discursivas interferem diretamente na promoção, manutenção e recuperação da autonomia e da independência de qualquer pessoa em qualquer momento da vida, inclusive no processo de envelhecimento (Gamburgo, 2006; Torquato, Massi e Santana, 2011). Todas as esferas da atividade humana pressupõem o uso da linguagem. Por isso ela é essencial para a promoção da saúde e da qualidade de vida, em todas as fases da existência do homem.

As atividades linguageiras, em suas modalidades oral e escrita, têm valor construtivo e criativo, pois não são simples representações de realidades aprioristicamente dadas. Ao contrário, elas dependem do trabalho singular, social e histórico que desenvolvemos em processo de interação permanente com nossos ouvintes e leitores. É com base nas atividades linguageiras, como trabalho sobre a linguagem, que podemos dar sentido à nossa existência, a seus dados e fatos. Por isso, com essas atividades e em função delas, as nossas percepções acerca dos fenômenos do mundo, incluindo nosso envelhecer e morrer, estão em permanente reelaboração pelas relações intersubjetivas que estabelecemos em todas as etapas da vida.

Além das alterações biológicas próprias do processo de envelhecimento, cada pessoa conserva possibilidades de desenvolvimento e de mudanças em virtude da plasticidade de seu funcionamento. As funções superiores – a memória, a linguagem, a formação de conceitos – são organizadas e modificadas pela própria linguagem. O conhecimento que temos do mundo e de nós mesmos só pode ser viabilizado pela linguagem, que constitui, organiza e socializa nossas experiências do passado, do presente e do futuro. Nossa memória não se relaciona exatamente com situações vivenciadas no passado. Tais situações, para ser lembradas e recontadas, dependem de um trabalho linguístico e discursivo que vincula passado, presente e futuro. Por isso, os fatos e fenômenos do nosso cotidiano podem ser constantemente ressignificados.

Tendo em vista aspectos sociais e históricos constitutivos de cada sujeito, Massi (2007) alerta para a necessidade de superarmos reducionismos científicos com base nos quais o homem é concebido como ideal, abstrato e divorciado das relações que estabelece com a sociedade. A autora afirma que o papel fundamental da linguagem é o de constituição do sujeito, sendo imperativo, para darmos conta de um envelhecimento saudável, o resgate desse papel, bem como da realidade social em que esse sujeito está inserto.

Para Bakhtin (2003), cada sujeito se constitui e vive numa intrincada rede de significações que se dá nas inúmeras esferas da atividade humana. Essas esferas se processam de modo partilhado nas relações dialógicas, que inevitavelmente pressupõem o outro – diferente do eu – no desenvolvimento da consciência de cada um de nós, ao longo de nossa existência. Dessa forma, entendemos que é imprescindível a promoção de práticas discursivas estabelecidas entre diferentes gerações para que cada sujeito exerça plenamente sua cidadania, seu papel social, fazendo valer seu direito a uma vida ativa, na medida em que participa de maneira singular de ações mediadas pela linguagem.

É momento de ultrapassarmos a fresta estreita e preconceituosa que nos dá uma impressão distorcida do envelhecimento como representação de declínio biológico ou de peso social. É preciso questionar estereótipos, rever falsas categorias que indicam que os velhos são mais frágeis, custam mais aos cofres públicos, apresentam mais instabilidade emocional, não sabem muito bem o que e sobre o que falam, demoram mais para articular as palavras, aprendem com mais dificuldade, têm mais problemas para memorizar. É preciso assumir uma abordagem que tome o envelhecimento considerando ganhos e perdas, como ocorre em todos os momentos da vida, desde o nascimento. E, em função dessa abordagem, poder focar nossos velhos como participantes ativos de uma sociedade com integração geracional, como contribuintes e beneficiários do desenvolvimento de nossas famílias, nossa comunidade, de nosso ambiente de trabalho, de nossa cidade, de nossa nação, apontando para o reconhecimento da importância das relações e do apoio entre atores sociais de diferentes gerações.

Atividades com e pela linguagem são essenciais para garantir o desenvolvimento de programas de promoção de grupos intergeracionais, pautados no estabelecimento de trocas de vivências e percepções entre idosos, crianças e jovens. Afinal, tais grupos só podem ser viabilizados na medida em que forem mediados pela linguagem, a qual, como produção discursiva, é capaz de promover a inclusão social, a singularidade e a cidadania de cada sujeito que envelhece, bem como a superação de preconceitos em torno do envelhecer. Portanto, a perspectiva discursiva da linguagem é tomada como referencial neste trabalho, uma vez que assume atividades linguageiras como efeitos de sentido organizados entre grupos de pessoas de várias gerações.

SOLIDARIEDADE INTERGERACIONAL E LETRAMENTO: NECESSIDADES SOCIAIS

AS IDEIAS SOBRE RELAÇÕES INTERGERACIONAIS e as concepções a respeito do que significa geração são elaboradas social e historicamente. A construção social das gerações depende dos valores morais e das expectativas de conduta para as etapas de vida, de acordo com diferentes momentos históricos. Na Idade Média, por exemplo, a divisão de trabalho e de atividades não era motivada pela idade das pessoas. Nessa época, com 7 anos de idade aproximadamente, as crianças misturavam-se aos jovens e velhos da comunidade no desenvolvimento do trabalho e das festas do cotidiano. Conforme Ferrigno (2009), na pré-modernidade a vida era organizada de maneira muito parecida entre pessoas de idades diferentes. Apenas na modernidade é que as fases da vida foram estabelecidas. De início, a infância, com a institucionalização da escola. Depois, com o desenvolvimento da psicologia da adolescência, em meados do século XIX, essa etapa da vida ganhou visibilidade. Já no século XX, pelo amplo crescimento da população idosa e com a consequente criação da gerontologia, a velhice tornou-se bastante problematizada. Mais recentemente, com a criação da meia-idade – entre 40 e 60 anos –, essa fase vem sendo tomada como transição para a velhice e aceita socialmente em razão de crises de identidade.

Dessa forma, com o estabelecimento das diferentes fases da vida e com as funções especificamente delimitadas para cada uma delas, cabe questionarmos a relação que vem sendo criada por pessoas de idades distintas. Segundo Ferrigno (2009, p. 66), temos hoje um profundo distanciamento entre pessoas de gerações diversas:

> Constatamos crianças, adolescentes, adultos jovens e adultos velhos ocupando áreas reservadas, como creches, escolas, oficinas, escritórios, asilos, locais de lazer próprios etc. Há algumas décadas, quando os centros urbanos não eram tão extensos quanto o são atualmente, era possível observar grupos de crianças ouvindo atentamente histórias contadas por pessoas idosas, inclusive seus avós. Todavia, o crescimento vertiginoso das cidades, a nuclearização da família, que, por vezes, determinou o afastamento dos avós, a popularização da televisão, além da consolidação de novos valores sociais, têm sido alguns dos fatores apontados como os mais importantes para o distanciamento das gerações e o consequente enfraquecimento da transmissão de conhecimentos de uma geração para outra.

Em nossos tempos, de modo geral, as gerações vivem segregadas em espaços exclusivos. O distanciamento nesse contexto pode ser entendido como falta de interesse pelo outro.

De acordo com Lima (2007) e Ferrigno (2007), apesar das dificuldades atuais para o desenvolvimento de um convívio intergeracional efetivo, é preciso investir no estabelecimento de interações entre diferentes gerações. A Europa, por exemplo, com o objetivo de difundir a importância das trocas intergeracionais, estabeleceu 1993 como o ano da solidariedade entre gerações. Vale destacar que, se o convívio intergeracional não se ampliar com base em relações menos distantes, além do empobrecimento de conhecimentos pessoais, familiares e públicos viveremos uma sociedade de exclusão pautada em agrupamentos etários preconceituosos e, portanto, refratários à sociedade inclusiva para a qual temos trabalhado.

Nesse contexto, ressaltamos a importância do desenvolvimento de discussões e de ações práticas que privilegiem questões focadas na organização de atividades grupais pautadas em encontros intergeracionais. Tais atividades, fundamentadas em práticas linguístico-discursivas, são capazes de promover o reconhecimento e o intercâmbio de papéis de diferentes atores sociais que compõem dada comunidade, envolvendo crianças, jovens e idosos. Segundo Birman (1995), é por intermédio do convívio intergeracional que o homem sente-se integrante da comunidade em que vive. Para Santos (2010), a possibilidade de cooperar com os outros e aceitar responsabilidades, assumindo funções para com eles, é fundamental para que pessoas de diferentes faixas etárias alcancem *status* social.

O reconhecimento da importância do estabelecimento de interação intergeracional aparece refletido no desenvolvimento de leis e planos nacionais e internacionais. A Organização das Nações Unidas para a Educação, a Ciência e a Cultura (Unesco) impulsionou a criação de programas intergeracionais em vários países por meio da elaboração de um documento no qual são explicitadas atividades de interação entre gerações vivenciadas em diversas partes do mundo (Hatton-Yeo, 2000). Esse documento afirma que práticas intergeracionais são essenciais para garantir o desenvolvimento de diferentes culturas e povos, contribuindo de maneira eficaz com a aprendizagem continuada, que deve se dar ao longo de nossa existência. Além disso, vale sublinhar o já citado Plano Internacional sobre Envelhecimento de Madri, que incentiva a promoção de trabalhos intergeracionais e anuncia que a solidariedade entre as gerações é determinante na conquista de uma sociedade para todas as idades.

No Brasil, o Estatuto do Idoso dispõe, no artigo 21 do capítulo 5, sobre a prioridade na "viabilização de formas alternativas de participação, ocupação e convívio do idoso com as demais gerações". O Estatuto afirma, também, que os idosos devem transmitir seus conhecimentos e vivências para as demais gerações, preservando nossa memória e identidade sociais. O artigo 22 do mesmo capítulo 5 desse documento prevê que os currículos mínimos dos diversos níveis de ensino formal devem contemplar conteúdos voltados para o envelhecimento, o respeito e a valorização do idoso, a fim de eliminar preconceitos entre sujeitos de diferentes gerações.

Conforme França, Braz da Silva e Barreto (2010), a solidariedade intergeracional, além de diminuir preconceitos sociais diante do envelhecimento, pode melhorar a qualidade de vida de pessoas de várias idades, pois aqueles que vivenciam aspectos positivos nas relações de apoio intergeracional sentem-se mais seguros em relação a si mesmos e aos outros, suportando com mais facilidade doenças, estresse e outros problemas próprios da vida moderna.

Tendo em vista que o envelhecimento, no Brasil, ainda é fortemente associado a um conjunto de perdas vinculadas a estereótipos da nossa cultura, programas focados no desenvolvimento de grupos intergeracionais representam uma oportunidade para discutir e enfraquecer tais estereótipos. Vários estudos, contrariando uma visão negativa e fantasiosa sobre o envelhecer, abordam o envelhecimento como um processo de contínuo desenvolvimento (Rolim, 2002; Massi *et al.*, 2010; Souza Filho e Massi, 2011). Pautados nessa abordagem, esses estudos indicam que a promoção de encontros intergeracionais pode permitir aos jovens de hoje gozar de um envelhecimento ativo, logo em frente, com menos preconceito e com um conhecimento mais propício e positivo do próprio envelhecer. A aproximação geracional também pode produzir nos velhos que vivem na atualidade a chance de reelaborar suas convicções e dificuldades, desestabilizando meias verdades e (res)significando sua identidade e seu papel social.

Ferrigno (2003) aponta que trocas intergeracionais permitem aos mais jovens um envolvimento com histórias da família, do bairro, da cidade, do país, ajudando-os a: entender suas origens culturais e históricas; compreender valores éticos, como solidariedade e honestidade; adquirir informações sobre questões práticas do cotidiano, no trato com a natureza, com as coisas e com as pessoas; obter conhecimentos sobre a velhice, a doença e a morte, por meio de diálogos sobre as possibilidades de como enfrentar essa fase da vida.

O autor esclarece que, em contrapartida, as trocas intergeracionais também subsidiam os mais velhos no que se refere a informações sobre o uso e o manejo de novas tecnologias, como navegação pela internet; e maior flexibilidade nas atitudes sociais, de acordo com novos valores, voltada para uma educação focada em novos tempos. Nessa direção, Ferrigno (2009) afirma que a coeducação entre gerações é uma meta a ser perseguida nas experiências de aproximação intergeracional.

Segundo Scharfstein (1997), a identidade da pessoa idosa mantém-se equilibrada por meio da "transmissão" oral e escrita de valores e experiências vividas, a qual lhe permite desempenhar função social, resgatando o papel que a constitui como testemunha dos relatos narrados nas suas próprias histórias. Para Bosi (2003), a função social do idoso é lembrar, unir o começo ao fim, ligando o que foi ao que será. Ele é a memória da família, da comunidade, das instituições sociais, da sociedade como um todo.

Assim, tomando a manutenção de atividades dialógicas e a organização de práticas de letramento como as principais possibilidades de integração intergeracional, entendemos que pesquisas em torno das condições de letramento de sujeitos idosos podem contribuir para a promoção de práticas sociais e de saúde desses sujeitos, pela implementação de atividades grupais mediadas com e pela linguagem, nas suas modalidades oral e escrita.

De acordo com Guisan (2005), em nossa sociedade, a escrita confere lugar e identidade aos sujeitos, uma vez que o domínio dessa modalidade de linguagem não se restringe apenas às exigências do cotidiano, mas vincula-se aos processos de integração sociocultural de sujeitos de qualquer idade, incluindo aqueles com mais de 60 anos de idade. Pois a linguagem escrita e os processos de letramento estão profundamente incorporados à vida política, econômica e cultural da sociedade em que vivemos, sendo mediadores de encontros intergeracionais.

Ainda que de forma sucinta, convém esclarecer que letramento, segundo Soares (2004), é o estado que assume aquele que sabe ler e escrever para cumprir funções sociais diversas: contar uma história, fazer uma declaração, entender contas de luz/água/telefone, compreender uma receita médica, entre outras. Todavia, a população idosa apresenta condições restritas de letramento. Segundo Massi et al. (2010), os idosos encontram-se à margem da sociedade grafocêntrica atual, uma vez que não conseguem extrair o conteúdo básico do que leem. As autoras afirmam que apenas 18% da população idosa residente na cidade de Curitiba (PR) mostrou-se capaz de identificar uma informação explícita em um cartaz e 82% não conseguiu perceber uma informação claramente veiculada em um bilhete.

São dados alarmantes, compatíveis com o estudo realizado pela Fundação Perseu Abramo (2007) que anuncia que 49% dos idosos brasileiros são analfabetos funcionais. Essas informações evidenciam a necessidade do desenvolvimento de pesquisas e ações voltadas a atividades de letramento com a população idosa a fim de que esta participe ativamente de encontros intergeracionais, inserindo-se de forma decisiva em nossa sociedade.

Tendo em vista essa necessidade, na cidade de Curitiba vêm sendo desenvolvidas, desde 2006, as chamadas Oficinas da Linguagem. Organizadas anualmente pelo curso de Fonoaudiologia e pelo mestrado e doutorado em Distúrbios da Comunicação da Universidade Tuiuti do Paraná, os quais, no que se refere ao processo de envelhecimento, elas têm dado especial atenção à elaboração de pesquisas e atividades práticas em torno de narrativas orais e escritas de pessoas com mais de 60 anos de idade. As Oficinas da Linguagem serão detalhadamente relatadas na sequência deste trabalho. Por ora cabe explicar que nelas são trabalhadas, sobretudo, práticas grupais de leitura e escrita ao longo de um ano letivo. Tais práticas culminam na compilação de um livro de narrativas autobiográficas de pessoas idosas. Desde a primeira edição dessa Oficina já foram organizados e publicados cinco livros.

Essa iniciativa vem promovendo efeitos positivos em seus participantes idosos, os quais afirmam que compor um grupo de idosos que escreve livros sobre suas histórias de vida tem tornado mais tranquila, prazerosa e produtiva a relação que estabelecem com a própria vida, com a leitura, com a escrita, com o envelhecer e com outros membros da família ou da comunidade.

Conforme Lourenço e Massi (2011), as práticas linguístico--discursivas desenvolvidas com grupos de idosos que fazem parte das Oficinas da Linguagem permitem atender às demandas da sociedade que envelhece, oportunizando um envelhecimento digno e dotado de sentido. Por isso, consideramos indispensável o desenvolvimento de práticas de letramento para que cada sujeito que envelhece sinta-se capaz de assumir funções em relação a pessoas de diferentes gerações, (re)contando valores e experiências que organizaram sua história.

ENCONTROS INTERGERACIONAIS SOB O OLHAR DE NOSSOS VELHOS

A PESQUISA AQUI APRESENTADA foi aprovada pelo Comitê de Ética da Universidade Tuiuti do Paraná, conforme número 102/08. Ela foi realizada com nove pessoas com idade entre 60 e 86 anos, de ambos os sexos, sem doenças degenerativas ou dificuldades neurológicas vinculadas à linguagem. Como critério de inclusão, todos os participantes deveriam ter frequentado por pelo menos um ano a Oficina da Linguagem desenvolvida na Unidade de Saúde da Praça Ouvidor Pardinho (Curitiba), referência no atendimento voltado à pessoa idosa.

Do ponto de vista teórico-metodológico, convém esclarecer que a Oficina da Linguagem está fundamentada em uma abordagem que busca desenvolver práticas grupais capazes de destacar o protagonismo do sujeito que envelhece. Tais práticas vinculam a linguagem à vida, em função de interlocuções significativas que não prescindem de contos e histórias permeados de conteúdos vivenciais. Os encontros dessa Oficina são semanais, com duração média de 90 minutos cada um, sendo possível contar com um grupo de, no máximo, 15 participantes idosos, além da fonoaudióloga que coordena o trabalho e de alunos de graduação, mestrado e doutorado vinculados à formação em Fonoaudiologia. Esses estudantes, por apresentarem idade entre 17 e 45 anos aproximadamente, têm assumido papel duplo na organização específica desse trabalho: além de auxiliar no desenvolvimento das atividades, eles têm propiciado discussões e embates próprios de várias gerações, em função do reconhecimento de que há perdas e ganhos em todas as etapas da vida. Nessa direção, os alunos têm promovido – e usufruído de – encontros intergeracionais com os idosos, trazendo à tona questões vinculadas a preconceitos, desmistificações, dificuldades e possibilidades no relacionamento de pessoas de diferentes idades e com histórias diversas.

No primeiro semestre de 2011, lemos textos variados sobre a temática liberdade, que fora escolhida pelo grupo de idosos após a leitura do texto intitulado "Estatutos do homem", escrito pelo poeta brasileiro Thiago de Mello em 1964. Trata-se de um texto poético redigido em forma de estatuto. Na última parte, seu autor discorre sobre o tema liberdade, abordando-a como um fenômeno natural, que deveria estar efetivamente presente na essência do homem. Em função do tema escolhido, a fonoaudióloga e os estudantes levavam textos a serem lidos e discutidos pelo grupo. Tais textos eram de gêneros diversos – letras de músicas, crônicas, reportagens, contos –, e sua leitura promovia discussões em torno da temática em questão. Nessas discussões, o grupo apresentou posicionamentos conflitantes, confrontou valores e levou seus integrantes a rever opiniões, reorganizar apreciações, questionar, negociar com o diferente, ressignificar sentidos cristalizados e, muitas vezes, elaborar novas concepções acerca do tema. Durante esse processo, os idosos e os estudantes mais jovens estabeleceram relações dialógicas, a partir das quais se viram diante de outros e das diferenças que estes impõem.

No segundo semestre, cada idoso do grupo passou a redigir sobre a temática discutida inicialmente, com o acompanhamento da fonoaudióloga e de todos os demais membros da Oficina da Linguagem. Estes ocuparam lugar de alteridade, uma vez que dialogavam com as produções escritas, levantando questionamentos e fazendo apontamentos de aspectos textuais e formais das redações elaboradas. Cada idoso escrevia, apresentava seu texto para ser lido pelos outros participantes do grupo e, com as questões formuladas pelos outros, estabelecia um novo diálogo com o próprio texto, reorganizando a tessitura de sua produção escrita. Ao final do ano, com interferência de todo o grupo, depois de escreverem e reescreverem seus textos várias vezes, deram por encerrada a atividade escrita em torno da temática liberdade. E, em conjunto, após vários outros embates promovidos por um novo trabalho dialógico, intitularam a obra: "Liberte o velho que existe em você".

Em seguida, ainda em novembro de 2011, a pesquisa foi realizada na própria Unidade de Saúde, depois que nove idosos aceitaram participar dela e assinaram os termos de consentimento livre e esclarecido. Para entender os sentidos atribuídos por eles aos programas intergeracionais, foi utilizada uma entrevista semiestruturada com duas questões básicas, complementares, a saber: "O que significa para você um trabalho intergeracional?" e "Você participaria de um grupo intergeracional?" As respostas foram dadas oralmente pelos integrantes da pesquisa e depois transcritas. Com o objetivo de resguardar a identidade dos sujeitos do estudo, eles foram identificados por números de 1 a 9.

Nossa abordagem metodológica foi qualitativa e o tratamento dos dados foi pautado na análise do conteúdo, nos termos de Minayo (2007). Para a autora, nenhuma pesquisa é neutra e, por mais objetiva que possa parecer, é norteada por um arcabouço teórico que direciona seus passos e seus resultados teóricos e práticos. Em decorrência desse entendimento metodológico, nosso trabalho de construção, categorização e análise dos dados foi realizado e encaminhado em virtude de uma abordagem que toma práticas linguístico-discursivas como constitutivas dos sujeitos em todas as etapas de sua vida, bem como das realidades sociais nas quais eles estão insertos.

Com base nos depoimentos que os sujeitos da pesquisa produziram em função das perguntas que lhes foram dirigidas, é possível afirmar que eles têm uma visão positiva sobre o desenvolvimento de atividades intergeracionais. De forma geral, consideram os encontros intergeracionais relevantes tanto para eles como para outras gerações, sejam crianças, adolescentes, jovens ou pessoas de meia-idade. Assim, ao ser questionados sobre o significado de um trabalho dessa natureza, respondem que tal trabalho pode assumir relevância para eles, conforme acompanhamos nos próprios relatos apresentados na sequência.

1 Abrange tudo que se passa no mundo, com as gerações no mundo. Tudo que vem desde a educação na escola, em casa, comportamento e religião. Para ver o que cada um pensa dentro das situações.

2 Acho muito importante porque todos aprendem, todos crescem. Uma vez vi um programa de pessoas de um asilo que recebiam visitas de crianças. As exigências das crianças tiram o velho de uma situação estática.

3 Eu acho que ia ser bem interessante porque haveria a interação de gerações, pontos de vista, opiniões diferentes, porque cada um iria dar o seu ponto de vista, segundo o seu olhar.

4 Eu acho fantástico porque a gente começa a ver as diferenças de idade, de cada época, cultura, a linguagem de cada geração, atitudes, posturas, pontos de vista, filosofia de cada geração.

5 Significa um crescimento espiritual em que eu compartilho, vivencio a realidade das pessoas e passo a minha. Tento respeitar cada um na sua maneira de ser, agir e falar, não impondo a minha maneira de ser, mas falando aquilo que eu sou.

6 Acho bom, uma coisa diferente, porque a cabeça da gente muda. Lidar com os jovens muda a nossa cabeça, a nossa maneira de pensar, de falar. Conversar com as pessoas faz a gente mudar. Antigamente era tudo fechado, tudo escondido. Hoje em dia, não, tudo mudou, é mais aberto, até o modo de se pensar. Conversar com eles muda o nosso jeito. Eu gosto de conversar com o jovem.

7 Eu acho que uma coisa que tem conteúdo é uma ingerência entre gerações, porque as ideias não são iguais. Mesmo porque um bebê assimila, degusta, saboreia as ideias um dos outros, que normalmente são diferentes. Porque é difícil acatar uma ideia em que não haja uma vírgula para contestar.

8 Eu acho que um está ensinando ao outro o que ele entende, o que ele expressa. A gente enriquece o saber da gente buscando opiniões diferentes nos outros.

9 Eu tenho minhas dúvidas de que isso venha a funcionar. Interajo com todos, com qualquer um, não tem problema, mas não sei se eles [os mais jovens] vão aceitar bem isso. Eu vejo que um encontro, uma reuniãozinha é uma coisa, mas a continuidade pode ser outra. Por exemplo, quando eu vou visitar meus filhos e chega alguém da idade deles, querendo ou não, eu acabo ficando de lado. Eles tratam bem, mas o assunto acaba ficando entre eles [...].

Ao analisarmos os relatos desses nove idosos, é possível afirmar que para eles um trabalho intergeracional envolve os seguintes aspectos: abrangência em torno de atividades da vida pública e privada em diversos setores, tais como educação e religiosidade; importância pela oportunidade de colocar o velho em movimento; interesse pelo ponto de vista do outro; acúmulo de conteúdo; crescimento; ensino vinculado às diferentes gerações; enriquecimento pelo contato com a diversidade; necessidade de aceitação do diferente, entre outros atributos.

Interessante perceber os motivos que levam os sujeitos da pesquisa a ver com bons olhos atividades que envolvem o encontro intergeracional. Para eles, esse encontro pode ser bom ou até mesmo fantástico, como assinalaram respectivamente os integrantes 6 e 4, pelo fato de viabilizarem aproximação e interação entre gerações. Assim, relatam que podem compartilhar as experiências de cada época, a cultura, a linguagem de cada geração, atitudes, posturas, pontos de vista distintos, ampliando sua visão de mundo e saindo de posições estáticas. O integrante 9, diferentemente dos demais, denuncia a dificuldade que encontra para se relacionar com familiares de gerações mais novas. Para ele, cada grupo geracional vive o seu tempo. Ou seja, cada grupo parece carregar e respeitar questões próprias da sua geração, deixando as demais à margem. Por isso, sente-se segregado pelos filhos quando estes estabelecem diálogos com amigos da mesma idade, denunciando uma aproximação restrita com pessoas de outras gerações. Com essa afirmação, esse sujeito nos faz refletir sobre as diferenças nas prioridades de vida das diversas gerações e sobre a importância de que essas diferenças sejam consideradas em encontros intergeracionais: o tempo que urge para os mais jovens com uma série de buscas de realizações e o tempo a ser recontado para os mais velhos, os quais podem tomar o próprio reconto como trabalho a ser desenvolvido para si e para os outros.

De qualquer forma, eles parecem estar abertos à novidade e à necessidade de mudar permanentemente, adaptando-se às novas exigências que vão aparecendo ao longo da vida.

Acompanhando esses depoimentos, vem-nos à lembrança um dos livros que um grupo de idosos desenvolveu na Oficina da Linguagem no ano de 2008, intitulado "Envelhecer é...". Seus autores declararam que, para envelhecer bem, tiveram de atravessar inúmeras situações de mudanças em vários aspectos. Mudanças físicas, econômicas, sociais, psicológicas, de papéis na vida pública e privada. Afirmaram, assim, que envelhecer significa saber administrar mudanças para se adaptar às novas condições que a própria vida traz constante e inexoravelmente.

Portanto, é possível afirmar que muitos idosos, quando dispostos a fazer uma reflexão mais detalhada sobre sua história, sendo expostos a textos orais e escritos que tratam abertamente de questões referentes à sua vida, ao envelhecer, aos seus desejos e sentimentos, têm facilidade de aceitar o diferente e de interagir com pessoas de outras gerações. Os sujeitos do estudo, que passaram por essas experiências na Oficina da Linguagem, nos ajudam a elaborar esse entendimento, na medida em que explicitam a necessidade de aceitar e respeitar o diferente. A integrante 7 chega a assumir sua dificuldade em acatar as ideias dos outros, mas aceita que encontros intergeracionais podem ser produtivos, pois estão recobertos de conteúdos com visões diferentes.

Nesse contexto, quando perguntados se participariam de um grupo formado por pessoas de outras gerações, responderam que sim, como é possível verificar nas produções discursivas que seguem.

1. Sim, é bom porque eu acho que a gente aprende muita coisa, dentro do certo e do errado, e os porquês de cada um pensar como pensa.
2. Sim, com certeza. Com a criança só se tem a aprender. Quebrar paradigmas que são bobagens, que têm toda a condição de se renovar. O que eu acho que é uma verdade é que eles vêm e me ensinam que pode ser diferente, que existem outros modos de viver. Com o tempo, com a vida, a gente vai carregando a vida de uma maneira. O jovem vem e diz que não precisa ser daquela maneira tão pesada, só compromissos, responsabilidade, sofrido. O adolescente e o jovem vêm dizer que a vida pode ser mais leve. Mas tem de dar este espaço para o jovem entrar na nossa vida, caminhar junto. Senão o vemos como intruso no que está arraigado e certinho.
3. Sim, porque com certeza eu ia aprender mais e iria ficar sabendo o que pessoas de diferentes gerações pensam, como por exemplo crianças, adultos e idosos.
4. Com certeza, para eu praticar o que acabei de falar, para a gente aprender, poder mudar as atitudes em relação aos mais jovens e mostrar a eles que também devem valorizar a sabedoria dos mais velhos.
5. Sim, porque eu já participei muito na minha comunidade. Eu trabalhei com pessoas idosas, de meia-idade, adolescentes, crianças de diferentes situações econômicas.
6. Sim, porque a conversa é diferente, eles pensam diferente.
7. Com certeza, já participei porque eu gosto muito de participar com pessoas de idades diferentes, porque os jovens têm uma força que não deixa a gente ser uma velha ranheta, que pensa

assim: "Eu sou eu, eu sei, no meu tempo era assim"... não! Eu me acho atualizada para a minha idade!
8   Sim, porque eu gosto de interagir com os outros e aprender também. Pode ser a pessoa mais simples que for, ela pode passar algo que nos interessa.
9   Sim, posso tentar. Eu gostaria, acho bom, mas talvez aconteça o que ocorre em um encontro de família. Não é que eles me marginalizem, é que a vida é assim. Cada um vivendo o seu tempo. Eu posso voltar no tempo para conviver com eles porque eu já vivi e tenho o tempo para trás. Eles têm o tempo pela frente.

Os sujeitos da pesquisa mostraram-se disponíveis para participar de encontros formados por grupos intergeracionais. Na visão deles, tais encontros significam possibilidades de trocar e aprender com as novas gerações, promovendo mudanças nas suas convicções ao mesmo tempo que crianças e jovens podem valorizar a sabedoria dos mais velhos. O sujeito identificado pelo número 2, entretanto, alerta que, para que haja aproximação entre gerações, o velho precisa dar espaço aos mais jovens e caminhar junto com eles. É como se ele estivesse preocupado em esclarecer que, para que essa aproximação seja efetiva, o velho deve se propor caminhar ao lado do jovem para ver o mundo da perspectiva do outro, evitando julgamentos e abdicando de uma relação preconceituosa.

Além da questão da troca que aparece vigorosamente nos relatos que acompanhamos, indicando que esses sujeitos parecem entender a importância de estar em permanente processo de apropriação de novos conhecimentos, outros atributos vinculados a encontros intergeracionais estão presentes nos textos de nossos idosos. Para eles, a aproximação da criança e do jovem anuncia uma possibilidade de quebra de paradigma vinculada às maneiras de ser e de viver dos mais velhos, representando renovação e viabilizando interações com os outros que são inevitavelmente diferentes. Para os velhos participantes do estudo, a coeducação entre gerações mostra-se relevante. Eles elucidam, cada um à sua maneira, a importância de haver relações de troca entre pessoas de várias gerações, pois tanto os novos como os velhos têm o que ensinar e o que aprender, constantemente. Contudo, o relato do sujeito identificado pelo número 9 ressalta que há diferenças e conflitos a ser enfrentados. Embora esse sujeito tenha se disposto a participar de atividades intergeracionais, ele parece esclarecer que os velhos têm como referência o tempo passado enquanto os jovens vivem em busca de um tempo futuro. Com isso, ele alerta para a necessidade de as atividades intergeracionais pautarem-se nas diferenças próprias de cada geração como possibilidades de trocas capazes de suplantar preconceitos e marginalizações.

Assim, de forma geral, os participantes da pesquisa mostram disponibilidade para encontrar o diferente e para se apropriar de novos valores e conhecimentos num processo contínuo, anunciando a possibilidade de vivenciar e aceitar conflitos como integrantes de nossa existência. Afinal, o vínculo com o outro e, portanto, com o diferente e com a novidade coloca-nos constantemente diante de questões conflitantes internas e externas. E essa disponibilidade por parte deles indica que estão buscando fazer jus a uma vida autônoma, munida de sentido e recoberta de probabilidades de (res)significar sua identidade e seu papel na sociedade.

VELHAS EXPERIÊNCIAS PARA NOVOS PROJETOS

SEM DÚVIDA, OS RELATOS DE NOSSOS velhos anunciam a viabilidade de generosos encontros intergeracionais pautados na troca de conhecimentos e de experiências. Eles parecem entender que tal troca é necessária se quiserem permanecer ativos e, participativamente, insertos na família e integrados na sociedade como um todo. Contudo, convém ressaltar que esses sujeitos já se dispuseram a participar, ao menos durante um ano, de um grupo intergeracional que compôs a Oficina da Linguagem em 2011. Nessa Oficina, propuseram questionamentos e reflexões que influenciaram a posição que assumiram acerca da solidariedade intergeracional. Durante o desenvolvimento das atividades grupais, eles aceitaram o desafio de ler textos diversos em torno de temas que envolviam o enfrentamento de conflitos, de escrever sobre partes de suas histórias de vida. Nesse processo, viram-se diante de pessoas de outras gerações, com diferentes posicionamentos.

Por isso, ao final deste trabalho cabem algumas indagações: 1) pessoas idosas que não tivessem participado previamente de um trabalho em grupo com atividades com e sobre a linguagem – e, assim, com e sobre o outro que por si só carrega a diferença – conceberiam a aproximação intergeracional da mesma maneira que os sujeitos do estudo? 2) Como os sujeitos velhos desse estudo efetivamente se assumiriam diante de um trabalho em grupo desenvolvido na Oficina da Linguagem que contasse também com jovens e crianças como protagonistas? 3) De que forma esses jovens e crianças reagiriam a um trabalho grupal, focado em atividades de letramento que envolvesse, também, pessoas de gerações mais velhas?

São questões que permanecem abertas para, talvez, nos debruçarmos e nos aventurarmos sobre elas. Assim, ao seguirmos esse caminho, poderemos adotar a proposta para a qual acenamos ao longo deste texto: considerar velhos conhecimentos e experiências, mantendo-os como pontes capazes de nos levar a elaborar novos projetos a partir de outras, diferentes e jovens indagações.

REFERÊNCIAS BIBLIOGRÁFICAS

BAKHTIN, M. *Estética da criação verbal*. 4. ed. São Paulo: Martins Fontes, 2003.
BIRMAN, J. "Futuro de todos nós: temporalidade, memória e terceira idade na psicanálise". In: VERAS, Renato. *Terceira idade*. Rio de Janeiro: Relume--Dumará/UnATI/Uerj, 1995.

Bosi, E. *Memória e sociedade: lembranças de velhos.* 3. ed. São Paulo: Companhia das Letras, 2003.

Brasil. Presidência da República. Constituição da República Federativa do Brasil de 1988. Disponível em: <http://www.planalto.gov.br/ccivil_03/Constituicao/>. Acesso em: 27 jan. 2012.

_____. Palácio do Planalto. Presidência da República. Política Nacional do Idoso. Decreto n. 1948, de 3 de julho de 1996. Disponível em: <http://www.planalto.gov.br/legislacao/decreto/D1948.htm>. Acesso em: 11 nov. 2006.

_____. Palácio do Planalto. Lei n. 10741, de 1 de outubro de 2003. Disponível em: <http://www.planalto.gov.br/civil/leis/2003/l. 10.741>. Acesso em: 11 nov. 2006.

_____. Ministério da Saúde. Política Nacional de Saúde da Pessoa Idosa. Portaria n. 2528, de 19 de outubro de 2006. Disponível em: <http://portal.saude.gov.br>. Acesso em: 24 jan. 2012.

Centro Regional de Informação das Nações Unidas. *Relatório sobre os objectivos de desenvolvimento do milénio* (2007). Disponível em: <http://www.unric.org/pt/objectivos-de-desenvolvimento-do-milenio-actualidade>. Acesso em: 24 ago. 2011.

Ferrigno, J. C. *Coeducação entre gerações.* São Paulo: Editora do Sesc, 2003.

_____. "Coeducação entre gerações: do conflito ao desenvolvimento da solidariedade". In: Papaléo Neto, M. *Tratado de gerontologia.* 2 ed. Rio de Janeiro: Atheneu, 2007, p. 233-42.

_____. *O conflito de gerações: atividades culturais e de lazer como estratégias de superação com vistas à construção de uma cultura intergeracional solidária.* Tese (Doutorado em Psicologia), Universidade de São Paulo, São Paulo (SP), 2009.

França, F. H. F. P.; Braz da Silva, A. M. T.; Barreto, M. S. L. "Programas intergeracionais: quão relevantes eles podem ser para a sociedade brasileira?" *Revista Brasileira de Geriatria e Gerontologia*, Rio de Janeiro, v. 13, n. 3, 2010, p. 519-31.

Fundação Perseu Abramo. *Idosos no Brasil: vivências, desafios e expectativas na terceira idade.* São Paulo: Editora da FPA, 2007.

Gamburgo, L. J. L. *Envelhecimento e linguagem: um estudo da linguagem como prática dialógica e social em idosos.* Dissertação (Mestrado em Educação), Universidade Metodista de Piracicaba, Piracicaba (SP), 2006.

Guisan, I. "A oficina de escrita, lugar maiêutico e solidário". *Revista Terceira Margem*, Rio de Janeiro, n. 13, 2005, p. 96-100.

Hatton-Yeo, A. *Intergenerational programs: public policy and research implications.* Hamburgo: The Unesco Institute for Education; Stoke-on-Trent: The Beth Johnson Foundation, 2000.

Instituto Brasileiro de Geografia e Estatística. *Censo 2010.* Disponível em: <http://www.censo2010.ibge.gov.br>. Acesso em: 28 jan. 2012.

Lima, C. R. *Programas intergeracionais: um estudo sobre as atividades que aproximam as diversas gerações.* Dissertação (Mestrado em Educação), Universidade Estadual de Campinas, Campinas (SP), 2007.

LOURENÇO, R. C. C.; MASSI, G. *Linguagem e velhice: considerações acerca do papel da escrita no processo de envelhecimento*. Curitiba: Juruá, 2011.

MASSI, G. A. A. *A dislexia em questão*. São Paulo: Plexus, 2007.

MASSI, G. A. A. et al. "Práticas de letramento no processo de envelhecimento". *Revista Brasileira de Geriatria e Gerontologia*, Rio de Janeiro, v. 13, n. 1, 2010, p. 51-8.

MELLO, Thiago de. "Os estatutos do homem". Disponível em: <http://www.jornaldepoesia.jor.br/tmello.html#estat>. Acesso em: 12 maio 2012.

MINAYO, M. C. S. *O desafio do conhecimento: pesquisa qualitativa em saúde*. 10. ed. São Paulo: Hucitec, 2007.

ORGANIZAÇÃO DAS NAÇÕES UNIDAS. *Plano de Ação Internacional sobre o Envelhecimento*. Madri, 2002.

ROLIM, M. *Relatório da V Caravana Nacional dos direitos humanos. Uma amostra da realidade dos abrigos e asilos de idosos no Brasil*. Brasília: Comissão de Direitos Humanos da Câmara dos Deputados, mar. 2002. Disponível em: <http://www.portaldoenvelhecimento.org.br/download/caravana.htm>. Acesso em: 20 maio 2012.

SANTOS, D. F. *Relações intergeracionais: palavras que estimulam*. Dissertação (Mestrado em Gerontologia), Pontifícia Universidade Católica de São Paulo, São Paulo (SP), 2010.

SCHARFSTEIN, E. A. *Discurso e identidade: uma visão socioconstrucionista da velhice*. Dissertação (Mestrado em Linguística Aplicada), Universidade Federal do Rio de Janeiro, Rio de Janeiro (RJ), 1997.

SOARES, M. "Letramento e escolarização". In: RIBEIRO, V. M. (org.). *Letramento no Brasil*. São Paulo: Global, 2004, p. 89-113.

SOUZA FILHO, P. P.; MASSI, G. A. A. "A influência da estrutura de um grupo na linguagem escrita de idosos: um estudo de caso". *Revista da Sociedade Brasileira de Fonoaudiologia*, São Paulo, n. 16, 2011, p. 350-5.

TORQUATO, R.; MASSI, G.; SANTANA, A. P. "Envelhecimento e letramento: a leitura e a escrita em pessoas com mais de 60 anos de idade". *Psicologia: reflexão e crítica* [online], v. 24, n. 1, 2011, p. 89-98.

3. O grupo operativo de pais como espera assistida em casos de distúrbios de linguagem oral na infância

ANA PAULA RAMOS DE SOUZA
FERNANDA MARAFIGA WIETHAN
ELLEN FERNANDA KLINGER

O PRESENTE CAPÍTULO FAZ UMA reflexão sobre as contribuições do grupo operativo de pais para minimizar ou até solucionar suas dificuldades com o distúrbio de linguagem dos seus filhos, e seus possíveis efeitos sobre a aquisição da linguagem oral dessas crianças. Para tanto, resenhamos alguns conceitos teóricos sobre terapia grupal e distúrbios de linguagem. A seguir, apresentamos uma experiência com um grupo de mães de sujeitos com distúrbios de linguagem na infância como proposta de espera assistida enquanto os sujeitos não eram chamados para a terapia individual. Acreditamos que a espera assistida pode ser uma forma de atendimento em uma dinâmica de rede em saúde, sobretudo na modalidade de atendimento compartilhado previsto em Molini--Avejonas, Mendes e Amato (2010).

O GRUPO OPERATIVO COMO RECURSO TERAPÊUTICO

SABE-SE QUE AS EXPERIÊNCIAS TERAPÊUTICAS com grupos operativos no Brasil se iniciaram na saúde pública, tendo em vista as longas filas de espera para atendimento. No entanto, assumiram outras dimensões, dadas as novas contribuições que trouxeram ao processo terapêutico por seu caráter inovador e criativo. A abordagem grupal com pais, em transtornos de desenvolvimento infantil, tem sido uma das estratégias positivas relatadas na literatura nacional, tanto em estudos do campo fonoaudiológico quanto em outras profissões de saúde, muitos deles revisados em Souza *et al.* (2011).

Especificamente nos casos de distúrbios de linguagem oral na infância, acredita-se que famílias trabalhadas terapeuticamente podem ser agentes ativos no processo terapêutico de seus filhos, o que assume papel importante quando esse é o único acesso terapêutico familiar, ou seja, quando o sujeito com distúrbio de linguagem encontra-se em fila de espera em serviços públicos de saúde (Moreira, 2007, p. 14). Ressaltamos, no entanto, que a abordagem aqui discutida não prevê que a família assuma um fazer instrumental pedagógico com o filho, no sentido de ensinar a linguagem, posto que a teoria de linguagem que embasou tal trabalho foi o interacionismo brasileiro (De Lemos, 1992). Entendemos que uma leitura possível dessa teoria é tomar o diálogo como centro da intervenção em linguagem, ou seja, só ele ancora o funcionamento de processos metafóricos e metonímicos, e como tal não pode ser ensinado, necessita ser vivido, seja pelo modelo dado pelo terapeuta – o que não ocorreu nos casos aqui analisados –, seja pela reflexão e ressignificação acerca do vivido assistindo a filmagens, como relataremos a seguir.

Essa concepção de linguagem, a nosso ver, permite uma associação com a perspectiva promocional em saúde coletiva, na qual o grupo operativo é uma estratégia que tem como objetivo maximizar o potencial dos indivíduos por meio de um olhar abrangente para o desenvolvimento humano. A promoção se dá pela identificação das necessidades e das condições de vida das pessoas, atentando para as diferenças, singularidades e subjetividades implicadas nos acontecimentos individuais e coletivos de saúde (Moreira, 2007, p. 28).

Os grupos operativos, que são os mais utilizados no âmbito fonoaudiológico, visam operar em determinada tarefa, sem que haja uma finalidade psicoterápica. Especificando melhor, visam fundamentalmente à melhoria de alguma situação patológica dos indivíduos, seja no plano da saúde orgânica, do psiquismo ou, ainda, em ambos simultaneamente (Zimerman, 2007, p. 5).

Nos casos de distúrbio de linguagem, a intervenção, com foco na família, não se dá no sentido de adequar os pais, mas de efetivar um trabalho em que os sujeitos tenham espaço para identificar e rever suas questões na relação que constroem com os filhos, com o sintoma aparente e com o sofrimento que pode permear essa relação (Cordeiro, 2000, p. 68).

Assim, além de ser uma estratégia válida nos serviços públicos de saúde, a discussão em grupo pode servir como momento de reflexão e alívio para as ansiedades e fantasmas maternos/paternos. Dessa forma, é papel do terapeuta promover condições para que os sujeitos participem ativa e construtivamente, revelando-se com aceitação, sem censura ou humilhação por parte dos outros. A possibilidade de expressão sem censura ou desaprovação cria um ambiente favorável, de confiança mútua. A partir daí, dá-se a integração entre os participantes, forma-se uma unidade delineada pelos vínculos e processos de identificação, e todos passam a trabalhar em conjunto (Bechelli e Santos, 2005, p. 251).

Auxiliados pelo terapeuta, os próprios membros do grupo geram condições adequadas para a percepção e a conscientização da realidade em que se encontram envolvidos, direcionando a escolha da maneira de viver que lhes seja mais apropriada (Bechelli e Santos, 2005, p. 252). O espaço do grupo permite aos participantes expressar melhor suas queixas e dúvidas; a discussão em grupo fomenta o compartilhar de sentimentos e histórias de vida (Santana, Dias e Serratto, 2007, p. 15).

Assim, acreditamos que os grupos têm sua aplicação justificada tanto por se configurarem estratégias de saúde coletiva, podendo solucionar ou abrandar alguns casos sem intervenção direta, quanto por serem um espaço para o alívio de sentimentos de angústia, inferioridade, insegurança, solidão, preocupação excessiva com a patologia, entre tantos outros que aparecem nos contextos de grupo.

A AUSÊNCIA DE ORALIDADE EM CRIANÇAS EM FASE DE AQUISIÇÃO LINGUÍSTICA

NA PRÁTICA FONOAUDIOLÓGICA, o "não falar" ou a presença de produções exclusivamente ininteligíveis são caracterizados como atraso, distúrbio ou retardo de linguagem, dependendo da linha teórica norteadora do trabalho, seja em âmbito clínico ou de pesquisa (Wiethan, Ramos e Klinger, 2010, p. 442).

Na perspectiva interacionista da linguagem, ficam secundárias as tipologias de retardo. Tais aspectos são encarados como limites biológicos e não se constituem como cerne do processo terapêutico com os pais, embora devam ser considerados no processo terapêutico como um todo (*ibidem*).

Se considerarmos que a ausência do falar pode demonstrar tanto um desajuste familiar quanto a impotência da criança em estruturar-se como sujeito (Vorcaro, 2003, p. 272), podemos inferir que a abordagem teórica que tome a família como centro da intervenção poderá possibilitar progressos maiores aos sujeitos portadores de alterações da linguagem (Cordeiro, 2000, p. 68).

Assumindo essa posição, ambas as abordagens, a interacionista e a enunciativa, podem dar conta desse tipo de intervenção, pois colocam a interação e o diálogo como foco da análise linguística. Ainda, julgamos importante um olhar psicanalítico sobre os dados, uma vez que, frequentemente, nos casos em que há inibição do falar, observamos a ocorrência de um laço psicopatológico entre os pais e a criança, o que não permite sua subjetivação, fundamental para o desenvolvimento da linguagem. O "não falar" também pode constituir-se como um recurso neurótico por parte da criança, uma reivindicação da presença e dos cuidados do outro (Vorcaro, 2003, p. 266).

Esse é um dos pontos nos quais o terapeuta atua nos grupos, pois por meio de seus conhecimentos deve ajudar os familiares a compreender a necessidade de romper esse laço, que prejudica a criança em sua constituição como sujeito na e pela linguagem. Quando tal descolamento não ocorre, pode surgir o distúrbio de linguagem. Nesses casos, o olhar "patologizante" dos pais sobre a criança e a ausência da escuta e do olhar para sua evolução configuram-se como impedimentos para o desenvolvimento linguístico (Ieto e Cunha, 2007, p. 331). A própria condição de *infans*, porém, já autoriza o adulto a assumir a responsabilidade pelo "falar", ficando a criança dependente do que dizem sobre ela, o que é potencializado em casos de ausência de fala (Vorcaro, 2003, p. 267).

UMA EXPERIÊNCIA COM GRUPO DE MÃES DE CRIANÇAS COM DISTÚRBIOS DE LINGUAGEM

ESTE TRABALHO É PARTE DO PROJETO "Clínica da Subjetividade nos Retardos da Aquisição da Linguagem Oral", aprovado no comitê de ética da Universidade Federal de Santa Maria (UFSM) sob protocolo n. 0117.0.243.000-07.

A população da pesquisa constituiu-se de crianças cujas mães apresentavam a queixa de "falar pouco" ou "não falar". Com a evolução dos sujeitos, foi possível fazer um diagnóstico mais específico do funcionamento de seu distúrbio de linguagem. Todos poderiam receber o CID de transtorno expressivo de linguagem, e três crianças apresentavam sinais de dispraxia verbal (Rechia *et al.*, 2009; Rechia, Souza e Mezzomo, 2010). Como tal descrição não era possível ao início da intervenção nem se fez fundamental na abordagem teórica escolhida, identificaram-se quadros que permitiram excluir deficiência auditiva, lesões neurológicas e transtornos do espectro autista. Verificou-se também que as crianças não tinham alterações auditivas ou motoras de tipo lesional.

As mães assinaram o Termo de Consentimento Livre e Esclarecido, autorizando a realização da pesquisa. Foi garantido o sigilo. Destaque-se que todos os participantes da pesquisa foram encaminhados, na sequência da intervenção com as mães, para avaliações complementares e terapia individual, sobretudo aqueles que não superaram os sintomas de linguagem depois da intervenção aqui relatada.

APRESENTAÇÃO DAS PARTICIPANTES

Inicialmente, foi realizada uma entrevista individual com as mães, buscando ouvir o discurso destas sobre a gestação, o desenvolvimento da criança e o histórico clínico (anamnese); expectativas que apresentaram e/ou apresentavam em relação ao filho; comportamento atual da criança, bem como sua linguagem e desenvolvimento; histórico e dinâmica familiar do ponto de vista psicossocioeconômico e cultural.

A seguir são apresentados trechos do discurso inicial das mães. Elas estão identificadas por siglas para preservar sua identidade.

M1 • M1 tinha 31 anos e era casada. Engravidou de S1 (3 anos e 5 meses no início da pesquisa) aos 27 anos, embora não pretendesse ter filhos antes dos 30. No entanto, diz que o menino foi bem recebido por toda a família. Contrariamente a isso, relatou que a sogra desejava uma neta, e "não se conformava" por a criança ser menino, já que ela só tinha filhos homens. A maior expectativa materna era: "Eu só queria que ele fosse saudável e puxasse por mim". Durante a gravidez, passou por períodos de elevado estresse, em razão da agressividade do sogro, alcoolista, e do convívio com a sogra, em cuja residência coabitavam. Também tinha receio de que o menino herdasse a agressividade do pai, que ela atribui à superproteção recebida da mãe. M1 incomodava-se por ter de proteger o filho dos "ataques de fúria" do marido e também identifica certo "pavio curto" no menino. Sua descrição do filho é, nesse sentido, contraditória: "Ele é uma criança linda, maravilhosa, mas tá malcriado pela vó, pelo pai e pelos tios. Ele tem uma fúria e gruda [joga] as coisas na gente. Eu fico muito nervosa porque não sei se é eu que passo isso pra ele, acho que eu fico cobrando muito pra ele falar. É que eu escuto de todo mundo: 'Teu filho tá atrasado'". Sobre esse "atraso", M1 afirmou sentir-se angustiada. Ela também revelou dificuldade de impor limites. No trecho descrito, a mãe deixava claro que apresentava muita ansiedade pela fala do menino e por aspectos de comportamento semelhantes ao pai. Ao mesmo tempo, temia que a agressividade do filho se devesse à conduta dela ao cobrá-lo quanto à fala.

M2 • M2, na ocasião do grupo com 28 anos, engravidou de S2 (3 anos e 3 meses ao início da pesquisa) quando estava com 25 anos, sem planejar. Foi um período de grande nervosismo e, a exemplo de M1, desejava que o bebê fosse saudável. O parto foi cesáreo e o relato leva a crer que houve anóxia perinatal, embora não houvesse sinais visíveis de lesão em S2. Quando indagada sobre as primeiras reações ante o bebê, respondeu: "Eu tinha curiosidade de ver o rostinho, as características... Os bebezinhos são bonitinhos... Ele foi muito bem recebido". Foi amamentado até 1 ano e 4 meses de idade, quando a mãe voltou a trabalhar. Ainda dormia no quarto dos pais e era muito agitado à noite. A mãe afirmava que a criança dormia com eles porque sofreu de anemia e isso a fazia ter medo de deixá-lo dormir sozinho. A fala surgiu com um 1 ano e 6 meses com produção de palavras como "mãe" e "pai", o que deixava M2 oscilante quanto a existir ou não alteração de linguagem. A mãe afirmou que o relacionamento familiar era bom, embora o pai a desautorizasse na educação de S2, superprotegendo-o. Também contou que S2 era "ativo, entende tudo e é bem esperto". Questionada sobre o que fazia quando ele desobedecia, ela disse: "Coloco ele de castigo na cadeira, olhando TV. Ele adora o Picapau, fica um tempão olhando". Esse fato demonstra que a questão de limites não era problemática apenas para o pai.

M3 • M3 estava com 41 anos e era separada. Engravidou de S3 (2 anos e 9 meses ao início da pesquisa) aos 38 anos, sendo uma gestação de risco. A gravidez não foi planejada, sendo considerada "um susto" para os pais da criança. M3 já tinha outros três filhos (foi mãe aos 14 anos), duas gêmeas e um rapaz, que na época estavam com 24 e 15 anos, respectivamente. Durante a cesariana, M3 sofreu uma hemorragia, tendo de realizar uma cirurgia após o parto, fato que dificultou que ela visse o filho e o amamentasse. S3 fazia uso de mamadeira e chupeta no início da terapia.

M3 estava separada do pai de S3 desde que o menino tinha 1 ano de idade. A criança dormia no quarto da mãe porque a casa era pequena e, muitas vezes, ia para a cama dela à noite. Sobre o atraso de linguagem, M3 afirmou: "Tenho medo que ele nunca vai falar, mas se eu tiver que ter um filho mudo eu vou aceitar, né? Daí, quando ele tiver idade, ele aprende os sinais". A mãe acreditava que o atraso de linguagem se devia a um trauma sofrido quando o menino tinha 1 ano e estava começando a falar: "O pai dele é meio louco e não aceita a nossa separação. O S3 tava começando a falar, daí o pai dele chegou lá em casa quebrando tudo e queria derrubar a porta, e o guri vendo tudo isso só gritava, porque lá em casa ninguém é assim, ele não é acostumado com isso".

M4 • M4, de 40 anos, mãe de S4 (3 anos e 5 meses no início da pesquisa), era casada. Tinha 37 anos quando engravidou. Ela já tinha dois filhos do primeiro casamento, uma menina e um menino, que hoje estão com 12 e 11 anos, respectivamente. A gravidez não foi planejada e a mãe sentiu-se apreensiva quando descobriu. A expectativa de M4 também era de que o bebê nascesse saudável. A adaptação com o bebê foi tranquila. Sobre a linguagem, a mãe não soube fornecer informações precisas, por não lembrar, uma vez que trabalhava na época e o menino ficava com a babá. Lembra que ele começou a falar após completar 2 anos. Sobre isso, ela afirmou: "Eu falei com a [minha] mãe e ela disse que é normal ele não falar, porque eu só falei depois dos 3 anos e até hoje não gosto de falar, porque eu erro umas palavras que não consigo dizer. Eu tenho a língua 'pêga', e o pai dele também demorou pra falar". Mesmo assim, a mãe não relaciona o atraso de linguagem à genética: "Acho que não é por isso. Ele se acostumou mal". Solicitou-se à mãe que definisse o filho: "Calmo, gosta de ver TV, quando quer as coisas pede. Mas, quando os irmãos chegam, ele agita. Adora *Tom e Jerry*. Ele passa olhando". M4 usava medicamento antidepressivo e revelou ficar ansiosa e temerosa com situações novas, demonstrando esses sentimentos diante da possibilidade de interagir nos grupos.

AS INTERAÇÕES ENTRE MÃE E FILHO PRÉ-INTERVENÇÃO GRUPAL

Posteriormente à entrevista, foi avaliada a interação entre mãe e filho, com foco principal de análise no diálogo. A interpretação da atividade dialógica deu-se embasada na teoria interacionista de De Lemos (1992) e, como teoria de subjetividade, a psicanálise (Winnicott, 2000). Com base em tal perspectiva teórica, as interações das díades mãe-criança foram filmadas para análise do diálogo e do funcionamento dos processos metafóricos e metonímicos, procurando-se verificar as posições discursivas ocupadas pela criança na relação com a mãe.

Durante as interações iniciais foi observado que todas as mães solicitavam às crianças que nomeassem objetos, agindo de maneira diretiva e bastante pedagógica em relação às crianças. Diante desse comportamento, as crianças "fugiam" das mães, e emergia o que Surreaux (2000) afirma ser o silêncio de resistência. As mães também mostraram-se pouco à vontade na situação de brinquedo com seus filhos. Exemplos de tais diálogos encontram-se no Quadro 1.

Díade 1	Díade 2	Díade 3	Díade 4
M1: O que que é isso aqui? **S1:** (Olha para o brinquedo que a mãe mostra e fala algo ininteligível) **M1:** Ó! Gi - ra - fa! (Movimenta a girafa e faz onomatopeia) **S1:** (Continua olhando para o objeto que a mãe mostra e sorri) **M1:** Que que é isso? (Pega no rosto da criança para que ela a olhe) **S1:** (Imita a onomatopeia e o gesto da mãe. Depois se afasta da mãe levando consigo o brinquedo) **M1:** Não é girafa? **S1:** Não! (Continua na mesma posição)	**S2:** (Vai em direção a um carrinho e começa a brincar com ele) **M2:** Cadê a roda? **S2:** Aqui roda! (Mostra a roda) **M2:** E o pneu? **S2:** Ó! (Aponta aleatoriamente, partes do carro) **M2:** Não! E o pneu? **S2:** Hã? É aqui (Mostra algo aleatoriamente de novo) **M2:** Ah!	**M3:** (Pega uma boneca) **S3:** (Olha para a boneca que a mãe pegou) **M3:** Faz o papá. Dá papá pra menininha, dá. **S3:** (Analisa a colher e mexe o "líquido" da xícara. Pega a xícara e balança a cabeça negativamente) **M3:** (Observa) Que tu tá fazendo? Diz pra mamãe que cê tá fazendo, papá? **S3:** (Observa a sala) **M3:** Diz "papá". **S3:** Papô. **M3:** Agora dá papá pro neném. **S3:** (Finge comer o papá)	**M4:** (Pega um telefone) Tu não vai telefonar pro pai? Hein? Tu não vai telefonar? **S4:** (Explora um brinquedo) **M4:** Telefona pro pai, ó. S4! S4! Ô S4! Telefona pro pai. **S4:** (Continua explorando o brinquedo) **M4:** Tu não vai fazer café? Eu quero café. Tu não vai fazer café? **S4:** (Permanece com o mesmo brinquedo e fala algo ininteligível) **M4:** Café. **S4:** Hã! Hã! (não) (Continua mexendo no brinquedo)

QUADRO 1 Diálogos iniciais das díades

O RELATO DOS GRUPOS E DOS ENCONTROS

Os grupos foram semanais no período de agosto a setembro de 2008, totalizando sete sessões em grupo e uma individual com M2, com duração de aproximadamente duas horas. Em alguns encontros foram utilizadas dinâmicas exploradas na área da psicologia, as quais foram sugeridas e acompanhadas pela última autora, que é psicóloga.

O PRIMEIRO ENCONTRO • APRESENTAÇÃO E CONTRATO DE FUNCIONAMENTO

Do primeiro encontro participaram M1, M3, M4 e a fonoaudióloga. Os objetivos foram promover o entrosamento entre as participantes, elaborar um contrato definindo as propostas e as regras do grupo e discutir aspectos sobre fala e linguagem. Realizou-se a apresentação do grupo por meio da técnica da placa – cada mãe se apresentava, enquanto as outras seguravam placas que deveriam ser levantadas cada vez que se identificassem com quem estava falando. Nessa dinâmica, todas as mães falaram sobre os filhos, descrevendo-os e expondo suas rotinas. Surgiram percepções acerca das relações familiares. M1 reclamou que a avó e o pai do filho o infantilizavam demasiadamente. Sobre o marido, ainda afirmou: "Agora ele [o marido] inventou a moda do S1 dormir na cama junto. E quem fica fora da cama? Eu, né?" Já M3 afirmou que só trabalha e cuida do filho e, por isso, não tem tempo para atividades de lazer.

No contrato, as mães concordaram que deveria haver respeito e sigilo entre as participantes. Um fato curioso é que todas as mães inferiram que o grupo seria um espaço para que elas "aprendessem" a estimular os filhos, cabendo à fonoaudióloga, vista por elas como a protagonista do grupo, explicar como fazer isso. Assim, foi esclarecido que o grupo seria uma estratégia de troca na qual todas teriam espaço para falar sobre seus sentimentos e dúvidas, tendo todas elas papel principal nas discussões.

M1 solicitou que, durante os grupos, a fonoaudióloga esclarecesse sobre a fala e o comportamento das crianças. A fonoaudióloga aproveitou esse pedido para lançar um questionamento a respeito do entendimento sobre fala, linguagem e comunicação. Esse tópico gerou muitos comentários e perguntas por parte das mães. M1 mostrou-se ansiosa, perguntando quando seu filho ia "desenrolar a língua" e começar a falar. M1 disse que a linguagem é "quando a criança já fala tudo certinho"; para M3, a linguagem "são os primeiros sonzinhos da criança" e a fala "é quando fala tudo certo". M4 disse estar muito confusa, e M1 completou afirmando que "linguagem é uma forma de comunicação". Utilizando esses comentários, a fonoaudióloga buscou potencializar a percepção da importância do brincar para o desenvolvimento linguístico, além de diferenciar fala de linguagem, explicando que mesmo na ausência de fala tem-se linguagem, podendo qualquer forma desta ser entendida como comunicação.

O grupo foi encerrado com o fechamento do contrato, acerto dos horários e duração dos encontros.

O SEGUNDO ENCONTRO • DISCUSSÃO SOBRE A IMPORTÂNCIA DA FAMÍLIA

Desse encontro participaram todas as mães, a fonoaudióloga e a psicóloga. Os objetivos foram apresentar a psicóloga e M2, que não esteve no grupo anterior; mostrar às mães estratégias que estimulem a linguagem infantil e discutir a participação de outros membros da família que podem auxiliar na educação e na estimulação dos filhos.

De início, a psicóloga se apresentou, afirmando que auxiliaria alguns grupos. Observou-se certa insegurança e apreensão das mães em relação à presença dessa figura. Em seguida, as mães se apresentaram e, da mesma forma que no primeiro encontro, falaram mais sobre os filhos do que sobre si mesmas.

Para auxiliar as mães sobre como pensar o desenvolvimento da linguagem das crianças, utilizou-se material explicativo, que foi entregue e comentado pelas participantes. Apesar dos comportamentos observados nas filmagens, as mães não pareceram surpresas pelo fato de a brincadeira ser um dos espaços principais de funcionamento da linguagem. Entretanto, a diretividade era vista como necessária para a emergência da linguagem.

Com base nessa estratégia, M2 afirmou que vê a brincadeira como o principal meio de alcançar a linguagem; já M1 acreditava ser a diretividade uma forma efetiva de aprendizado. Surgiram comentários sobre os tipos de brincadeiras da atualidade em comparação às brincadeiras de antigamente, e as mães relataram acreditar que hoje em dia as crianças não têm espaço para brincar e os brinquedos não estimulam sua criatividade. Quando o tópico foi a infantilização, M1 relatou que sua sogra costuma incentivar que S1 aja dessa maneira; sendo assim, ela proibiu a avó de ficar com a criança até que mude de comportamento. M2 afirmou que o marido também permite que S2 se comporte dessa forma, e M3 relatou que seu filho de 18 anos costuma tratar S3 como um bebê e a desautoriza na educação da criança. As mães pareciam tentar mudar essa realidade, porém não eram bem-sucedidas.

Em um segundo momento, a psicóloga propôs uma dinâmica que tratava das dificuldades enfrentadas no dia a dia e do sentimento de solidão. Ao som de uma música, cada mãe deveria encher um balão e brincar com ele. Depois, teriam de trocar de balões sem deixá-los cair e, conforme solicitação da psicóloga, cada uma das mães ia se retirando, tendo as outras integrantes de se responsabilizar pelos balões restantes.

Após a realização da dinâmica, a psicóloga sugeriu que as mães imaginassem o balão como as dificuldades e os problemas enfrentados. Assim, quando contavam com o auxílio de outras pessoas, lidavam melhor com essas situações (cuidar dos balões), o que se tornava difícil quando estavam sozinhas. Por isso, a proposta do grupo – contar com uma rede (família) – era tão importante. M1 desabafou, dizendo que seu marido "muda de personalidade" e sempre que enfrenta problemas no trabalho tenta agredir S1. Relatou também ter tido uma adolescência difícil, pois o pai era alcoolista e a agredia física e verbalmente. Outra queixa iminente dessa mãe é a falta de espaço para discussão em casa. Sobre isso ela afirmou: "Eu não falo muito em casa. Tenho que ficar quieta por causa do guri, né?"

De modo geral, todas as mães sentiam-se desamparadas em alguns momentos, pois ora os familiares não davam espaço para que elas expusessem suas angústias, ora as desautorizavam, infantilizando as crianças. Nesse momento, emergiu a importância do grupo em acolhê-las, no sentido de entender seus sentimentos e elucidar os seus questionamentos, o que pode ser observado pelo comentário de M2: "É bom a gente poder vir aqui falar dos nossos problemas".

O TERCEIRO ENCONTRO • DESENVOLVIMENTO INFANTIL E COMUNICAÇÃO

Participaram a fonoaudióloga, a psicóloga, M3 e M4. Os objetivos foram esclarecer às mães questões sobre o desenvolvimento infantil, global e de linguagem, e fazê-las refletir acerca das formas de comunicação e da importância da linguagem.

Para abordar o desenvolvimento infantil, foi elaborado material especificando o que costuma emergir em cada faixa etária, mas principalmente o papel do outro nesse processo. Durante a leitura do material, poucos comentários foram feitos pelas mães. Porém, estas se mostraram atenciosas.

Para abordar o tópico comunicação, foi realizada a técnica não verbal, em que cada mãe deveria sortear uma ficha e, por meio de mímica, indicar o que estava imitando à colega, que teria de interpretá-la. A psicóloga propôs a dinâmica com o intuito de fazê-las vivenciar a linguagem não verbal e refletir acerca das diferentes formas de expressão e de como as brincadeiras podem alimentar a linguagem. M4 estava mais inibida e teve mais dificuldade durante a dinâmica, no que se refere à imitação, mas conseguiu interpretar bem o que M3 gestualizava.

De modo geral, observou-se que as mães pareciam estar se sentindo mais confiantes quanto ao seu papel e menos apreensivas, em especial M4, que nesse dia se expressou mais.

O QUARTO ENCONTRO • INFANTILIZAÇÃO

Compareceram a esse encontro a fonoaudióloga, M1 e M3. Objetivou-se discutir a infantilização, bem como a importância do convívio social e os cuidados necessários com a audição.

Os folhetos explicativos foram utilizados de novo, pois as mães gostaram muito desse material, principalmente por poderem levar para casa e mostrar aos familiares.

Falou-se sobre a proteção excessiva e a importância de dar autonomia e independência às crianças. Sobre isso, M3 mencionou o fato de não ter dado autonomia a seu filho mais velho, o que gerou certa dependência, pois o rapaz sente-se inseguro de realizar suas tarefas sozinho: "Até a farda dele sou eu que limpo, engraxo as botas. Tenho que fazer tudo por ele até hoje... Ele toca numa banda de *rock* e eu tenho que assistir. Se eu não vou nas coisas com ele, ele não quer ir". A mãe afirma que quer mudar essa atitude na educação de S3. M1 então comentou que sua sogra trata o pai de S1 da mesma maneira: "Quando ele vai na casa dela, ele não levanta pra nada, nem pra botar a comida no prato. Eu perguntei pra ele: 'Quando tu vai na casa da tua mãe, tu vira aleijado?'"

O tópico da infantilização gerou muitos comentários por parte das mães – que têm consciência dos prejuízos que esse comportamento pode trazer aos filhos, mas não veem um modo de modificar essa realidade, que, em geral, é atribuída a outros familiares.

O QUINTO ENCONTRO • APROXIMAÇÃO ENTRE MÃES E FILHOS

Participaram a fonoaudióloga, M1 e S1, M3 e S3, M4, S4 e seu irmão de 11 anos. O objetivo foi aproximar mães e filhos, melhorando a interação entre eles, além de incentivar a brincadeira e estimular a criatividade das mães e das crianças.

A estratégia utilizada para atingir os objetivos propostos foi a produção de brinquedos com material reciclável. Cada díade mãe-filho compunha uma dupla para confeccionar o que quisesse.

A primeira a tomar a iniciativa foi M1, que fez uma borboleta. S1 não quis ajudar a mãe na tarefa. M1 afirmou, então, que S1 prefere brincar sozinho. Entretanto, a criança preferiu sentar-se no colo da fonoaudióloga e brincar com ela, que, diante de tal situação, tentou reaproximar mãe e filho. M4 não sabia o que fazer, então o irmão de S4 tomou a iniciativa, confeccionando um chocalho. M3 passou pelo mesmo que M1, pois S3 não quis ajudá-la; mesmo assim, ela fez alguns desenhos e os colou em uma garrafa, enquanto o filho brincava com S1. Em dado momento, M3 repreendeu o filho, pois ele começou a chutar os objetos. Com relação a isso, ela mencionou que o menino tem "essa mania" porque imita o pai, que tem esse hábito. A melhor interação deu-se entre M4 e S4, apesar da falta de iniciativa da mãe, que se mostrou atenciosa aos pedidos do filho; ele, por sua vez, manteve-se atento e colaborativo.

Por meio dessa atividade foi possível observar a dificuldade das mães em desenvolver o "brincar" com os filhos, mantendo-os afastados delas. Já se observou o efeito das discussões em grupo em M4, que apresentou conduta diferente da demonstrada na primeira filmagem, dando atenção aos pedidos do filho.

O SEXTO ENCONTRO • REFLEXÃO SOBRE OS COMPORTAMENTOS MATERNOS

Participaram a fonoaudióloga, M1, M3 e M4. Objetivou-se propor uma reflexão acerca dos comportamentos maternos, buscando compreender, interpretar e modificar as atitudes das mães que pudessem estar dificultando o desenvolvimento da linguagem dos filhos.

O recurso utilizado foi a visualização das filmagens realizadas no início do processo para discussão em grupo. No encontro anterior, perguntou-se às mães se elas gostariam de assistir às filmagens em grupo ou apenas com a fonoaudióloga. Elas decidiram ver as imagens em grupo para conversar sobre seus comportamentos. Assim, foram discutidas as filmagens de M1--S1 e M4-S4. Primeiramente, a fonoaudióloga buscou enfatizar os aspectos positivos, para que as mães não se sentissem julgadas ou constrangidas.

Mostrou-se a M1 quanto eram positivos a autonomia dada ao filho e os elogios feitos à criança. Percebeu-se que a mãe era bastante pedagógica, nomeando os objetos de forma aleatória, exagerando na articulação, solicitando que ele repetisse ou indagando: "O que é isso?" Buscou-se ainda mostrar à mãe que S1 falou várias vezes durante a filmagem, ao contrário do que ela afirmava. Explicou-se que havia uma dificuldade da parte dela de interpretá-lo nesses momentos. Quando se falou sobre o fato de questionar a criança, M1 afirmou que essa prática é frequente, atribuindo-a à sua ansiedade. As outras mães identificaram-se nesse aspecto. A terapeuta ressaltou que isso inibia, em vez de auxiliar, as crianças em suas tentativas de produção de fala. A fonoaudióloga fez as mães refletirem sobre até que ponto isso não é natural no diálogo.

Sobre M4, enfatizou-se que ela aproveitou muitas situações em que a iniciativa foi da criança para estimular a linguagem, de maneira espontânea, em contextos bem estruturados, utilizando-se também dos recursos da especularidade e especularidade diferida. Observou-se que a mãe soube identificar os pontos que podem ser melhorados na interação. Da mesma forma que M1, M4 algumas vezes questionou a criança – "O que é isso?" – a respeito dos objetos, também atribuindo essa conduta à ansiedade.

Antes do encerramento do encontro, M3 afirmou: "Acho que fiz tudo errado na minha filmagem". A filmagem seria discutida no próximo encontro. Assim, a fonoaudióloga explicou que não houve erros nas filmagens, mas situações que poderiam ser mais bem exploradas para que a linguagem pudesse funcionar de forma mais natural. Enfatizou-se ainda que a análise das filmagens não estava sendo feita como um julgamento, mas sim como um momento de reflexão para que a interação entre mãe e filho se desse da maneira mais positiva possível para ambas as partes, melhorando o funcionamento de linguagem oral, e para que os sentimentos maternos pudessem transcender. A coordenadora relatou ainda que a mesma reflexão é feita pelas estagiárias do curso de Fonoaudiologia, que no início de seus atendimentos sofrem de ansiedade semelhante à das mães.

As mães mostraram-se bastante receptivas às análises, já identificando espontaneamente seus comportamentos negativos. Todas julgaram importante realizar essas observações.

O SÉTIMO ENCONTRO • CONTINUAÇÃO DA REFLEXÃO SOBRE OS COMPORTAMENTOS MATERNOS

Participaram a fonoaudióloga, M1, M3 e M4. O grupo teve o mesmo objetivo e as mesmas estratégias do grupo anterior, já que foi a continuação das análises conjuntas das filmagens. A intenção era avaliar as filmagens de M2-S2 e M3-S3, porém M2 não pôde comparecer devido a problemas de saúde na família.

Tendo em vista que M3 mostrou-se insegura em relação à sua filmagem, a coordenadora buscou enfatizar os aspectos positivos, elogiando a mãe. A fonoaudióloga falou sobre a autonomia que M3 dá ao filho e sobre o fato de aproveitar algumas situações, ampliando os enunciados de S3. Em um segundo momento, a coordenadora alertou M3 acerca dos longos períodos de silêncio da díade, além de algumas cobranças feitas ao menino. M3 mostrou-se contente com os elogios e disse que era difícil criar S3 porque, mesmo ela já tendo três filhos adultos, esse foi o primeiro de que ela cuidou, pois os outros foram criados por babás enquanto ela trabalhava.

Visto que M2 faltou a muitos encontros, foi marcada uma sessão individual com ela para discutir a primeira filmagem. Objetivou-se analisar a interação de M2-S2, como feito anteriormente.

Abordou-se a diretividade intrusiva que essa mãe utilizava. M2 foi indagada sobre a razão de agir assim, declarando então que as pessoas lhe dizem que S2 não é normal, pois ainda não fala. Afirmou sentir-se pressionada por essas pessoas. Sugeriu-se, então, que ela pensasse na ligação disso com o comportamento dela em relação ao filho, e imediatamente ela afirmou agir com S2 como agem com ela, ou seja, deixam-na ansiosa e fazem que ela se sinta pressionada. A partir daí, a fonoaudióloga tentou tranquilizá-la e buscou valorizar seu papel como mãe. Mostrou-se a M2 a diferença do comportamento de S2 quando ela age diretivamente, aceita suas sugestões de brincadeira e conversa sem fazer indagações excessivas. Então, M2 relatou que é perceptível essa diferença, pois o filho participa ativamente da interação quando não sofre cobranças.

A PERCEPÇÃO DAS PARTICIPANTES ACERCA DOS ENCONTROS

No sétimo encontro, realizado com a presença de M1, M3, M4 e a fonoaudióloga, perguntou-se às mães como foi a experiência. M1 relatou que mudou em relação a S1, tendo mais paciência e cobrando-o menos, além de sentir falta nos dias em que não brinca com ele.

M4 emocionou-se ao falar que em sua casa todos mudaram a conduta. Segundo ela, todos os familiares infantilizavam o menino, o que foi modificado após as discussões do grupo, que eram comentadas por ela em casa. Além disso, ela disse respeitar mais as iniciativas de S4 e saber da importância do brincar. Após a mudança dos familiares, o menino ampliou o vocabulário.

M3 afirmou apenas que agora sabe agir melhor em relação ao filho, mas não notou diferenças na criança.

A percepção dos terapeutas foi que, durante os encontros, M1 trouxe muitos comentários referentes à sua vida pessoal, demonstrando insatisfação e falta de espaço para discutir os problemas em família. Foi a mãe que mais trouxe questionamentos. Ela acreditava em estimular a linguagem ensinando o nome dos objetos e das letras.

M2 parecia ser consciente desde o início em relação à importância da atividade dialógica e do brincar na construção da linguagem e trouxe comentários bastante pertinentes às discussões realizadas, mostrando-se atenciosa e participativa.

Já M3 parecia duvidar da intervenção em grupo, porém em alguns encontros, da mesma forma que M1, trouxe queixas referentes à família. Observou-se que essa mãe mostrava-se bastante desinteressada em alguns encontros, em que ficava olhando pela janela ou não expunha suas opiniões.

M4 demonstrava timidez diante das outras participantes; porém, quando fazia comentários, evidenciava, a exemplo de M2, ter sensibilidade e boa compreensão para o que se abordava acerca da importância da relação vincular mãe-filho e suas consequências para a interação dialógica.

Todas as mães apresentaram mudanças no decorrer do grupo, reduzindo a ansiedade pela linguagem dos filhos, à medida que discutiam suas angústias e falavam sobre seus problemas, identificando-se entre si nos sentimentos manifestos.

AS INTERAÇÕES ENTRE MÃE E FILHO PÓS-INTERVENÇÃO GRUPAL

Após o término das intervenções em grupo, realizou-se nova filmagem para termos um parâmetro mais objetivo sobre a eficácia da intervenção grupal. Observou-se que todas as mães mudaram em relação ao comportamento com o filho e ao brincar, embora para algumas, como M2 e M4, essas modificações tenham sido mais importantes, o que pode repercutir positivamente no desenvolvimento da linguagem oral das crianças. Todas as mães reduziram os comportamentos de diretividade intrusiva e passaram a respeitar o desejo das crianças de brincar, mostrando-se mais à vontade.

As mães passaram a valorizar o seu papel como cuidadoras e a importância do brincar para o desenvolvimento infantil, o que se pôde perceber na filmagem que sucedeu aos encontros grupais. A evolução das interações não se deu somente na linguagem oral, mas também no aparecimento de um brincar mais organizado e simbólico.

CONSIDERAÇÕES FINAIS

A REALIZAÇÃO DE GRUPOS PODE ser uma boa estratégia nos serviços públicos de saúde, enquanto os pacientes encontram-se em fila de espera para o atendimento, podendo solucionar ou abrandar os problemas de linguagem de crianças. Além disso, as discussões em grupo levam os familiares a se conscientizar sobre que comportamentos podem auxiliar os filhos na emergência da linguagem, sendo um espaço de escuta aos diferentes sentimentos diante do sintoma de linguagem dos filhos.

Entretanto, nem sempre a intervenção grupal com os familiares soluciona definitivamente os problemas de linguagem. Muitos casos demandam terapia fonoaudiológica individual, visto que há limites biológicos em questão. Ainda, conforme afirma Cordeiro (2000, p. 66), as discussões em grupo não são garantia de que os pais possam mudar sua atitude segundo a intenção de quem as alimentou (o terapeuta), pois os sentidos das mensagens não estão atrelados apenas à decodificação do código linguístico, mas também às diversas interpretações que o ouvinte possa produzir. Além disso, é preciso sustentar psiquicamente uma nova posição no diálogo. Percebeu-se que muitas mães necessitariam de terapia individual para mudar as interações de modo mais consistente. Vorcaro (2003) afirma que a terapia fonoaudiológica com crianças que não falam pode ser o início da percepção dos pais de que eles próprios precisam de um processo terapêutico.

Apesar das limitações observadas, percebeu-se que a estratégia não é útil apenas na espera assistida, mas também como proposta de ação em paralelo à intervenção individual com a criança. As reflexões advindas desse trabalho e de outras pesquisas que temos realizado permitem-nos afirmar que a terapia dos distúrbios de linguagem na infância deve abranger estratégias como grupos de familiares, não só a mãe, entrevista continuada individual com os pais, atendimentos conjuntos pais-criança e individuais com a criança, todos, exceto o grupo, exemplificados no trabalho de Moro (2010). A experiência permite, no entanto, concluir que o grupo de pais é uma possibilidade muito promissora de espera assistida.

REFERÊNCIAS BIBLIOGRÁFICAS

BECHELLI, L. P. C.; SANTOS, M. A. "O terapeuta na psicoterapia de grupo". Ribeirão Preto, *Revista Latino-Americana de Enfermagem*, v. 13, n. 2, 2005, p. 249-54.

CORDEIRO, D. T. *Da inclusão dos pais no atendimento fonoaudiológico de crianças com sintomas de linguagem: o que diz a literatura*. Dissertação (Mestrado em Fonoaudiologia), Pontifícia Universidade Católica de São Paulo, São Paulo (SP), 2000.

DE LEMOS, C. T. G. "Os processos metafóricos e metonímicos como mecanismos de mudança". *Substratum*, v. 1, n. 3, 1992, p. 151-72.

IETO, V.; CUNHA, M. C. "Queixa, demanda e desejo na clínica fonoaudiológica: um estudo de caso clínico". *Revista da Sociedade Brasileira de Fonoaudiologia*, São Paulo, v. 12, n. 4, 2007, p. 329-34.

MOLINI-AVEJONAS, D. R.; MENDES, V. L. F.; AMATO, C. A. H. "Fonoaudiologia e núcleos de apoio à saúde da família: conceitos e referências". *Revista da Sociedade Brasileira de Fonoaudiologia*, v. 15, n. 13, 2010, p. 465-74.

MOREIRA, M. D. *A orientação fonoaudiológica a pais e a capacitação da linguagem de seus filhos*. Dissertação (Mestrado em Distúrbios da Comunicação Humana), Universidade Federal de Santa Maria, Santa Maria (RS), 2007.

MORO, M. P. *O brincar, a interação dialógica e o circuito pulsional da voz na terapia fonoaudiológica de sujeitos do espectro autista*. Dissertação (Mestrado em Distúrbios da Comunicação Humana), Universidade Federal de Santa Maria, Santa Maria (RS), 2010.

RECHIA, I. C. et al. "Processos de substituição e variabilidade articulatória na fala de sujeitos com dispraxia verbal". *Revista da Sociedade Brasileira de Fonoaudiologia*, v. 14, n. 4, 2009.

RECHIA, I. C.; SOUZA, A. P. R.; MEZZOMO, C. L. "Processos de apagamento na fala de sujeitos com dispraxia verbal". *Revista Cefac*, São Paulo, v. 12, n. 3, 2010.

SANTANA, A. P.; DIAS, F.; SERRATO, M. R. F. "O afásico e seu cuidador: discussões sobre um grupo de familiares". In: SANTANA, A. P. et al. *Abordagens grupais em fonoaudiologia: contextos e aplicações*. São Paulo: Plexus, 2007, p. 11-38.

SOUZA, A. P. R. et al. "O grupo em fonoaudiologia e saúde coletiva". *Revista Cefac*, São Paulo, v. 13, n. 1, 2011, p. 140-51.

SURREAUX, L. M. *O discurso fonoaudiológico: uma reflexão sobre sujeito, sentido e silêncio*. Dissertação (Mestrado em Estudos da Linguagem), Universidade Federal do Rio Grande do Sul, Porto Alegre (RS), 2000.

VORCARO, A. "A clínica psicanalítica e fonoaudiológica com crianças que não falam". *Distúrbios da Comunicação*, São Paulo, v. 15, n. 2, 2003, p. 265-87.

WIETHAN, F. M.; RAMOS, A. P.; KLINGER, E. F. "Abordagem terapêutica grupal com mães de crianças portadoras de distúrbios de linguagem". *Revista da Sociedade Brasileira de Fonoaudiologia*, São Paulo, v. 15, n. 3, 2010, p. 442-51.

WINNICOTT, D. W. *Da pediatria à psicanálise: obras escolhidas*. Rio de Janeiro: Imago, 2000.

ZIMERMAN, D. "A importância dos grupos na saúde, cultura e diversidade". *Vínculo*, São Paulo, v. 4, n. 4, 2007, p. 1-16.

4. Grupo de familiar/cuidador de indivíduos com demência: práticas interdisciplinares

ANA PAULA SANTANA
SILVIA MARIA AZEVEDO DOS SANTOS

INTRODUÇÃO

ENTRE AS DOENÇAS NEURODEGENERATIVAS encontram-se as demências. De etiologia desconhecida e início insidioso, elas provocam prejuízos nas funções cognitivas, inclusive na memória, levando ao declínio da capacidade funcional e à dependência de cuidados de longa duração (Bottino et al., 2006).

Há vários tipos de demência, como Alzheimer, demência frontotemporal, demência de Pick, demência semântica, afasia progressiva primária e demência vascular. As do tipo não Alzheimer ainda são pouco estudadas e, no caso deste, há hoje superestimação diagnóstica e imprecisão da heterogeneidade clínica (Caixeta, 2010).

Sendo a demência cortical mais recorrente e conhecida, a demência de Alzheimer (doravante DA) vem sendo tema de vários estudos. Ela se caracteriza pelo declínio progressivo e global das funções cognitivas. Entre os sintomas mais característicos para o diagnóstico tem se comprometimento da memória e, pelo menos, de outras funções cognitivas que geram alterações como a apraxia, a agnosia e a afasia. O diagnóstico de demência gera um grande impacto sobre a família e sobre o próprio paciente, pois em geral retira-se do sujeito a autoridade acerca das decisões e dos julgamentos sobre a própria vida (Nitrini, 1999).

Assim, o familiar/cuidador é parte essencial no processo terapêutico das demências. Nesse contexto, surgem os grupos de ajuda mútua, cujo papel é orientar e apoiar os familiares cuidadores. Os grupos são um espaço importante de ajuda mútua, considerando que o familiar precisa cuidar do idoso demente por vários anos, o que causa um intenso desgaste físico e emocional. A grande maioria desses grupos ocorre no contexto da enfermagem e da terapia ocupacional (Pavarini et al., 2008; Arruda, Alvarez e Gonçalves, 2008).

Por isso é tão necessário entender a constituição desses grupos e a importância de profissionais da saúde nesse contexto. Com base nessas considerações, o objetivo deste capítulo é discutir os discursos produzidos em um grupo de cuidadores/familiares de pessoas com demência.

GRUPO DE FAMILIARES/CUIDADORES

SABE-SE QUE, EMBORA A DOENÇA afete a família como um todo, normalmente a responsabilidade do cuidado recai sobre um único familiar, denominado cuidador. Este, de início, supervisiona seu familiar demente que já apresenta alguns déficits cognitivos e de memória, muitas vezes acompanhados de quadros de depressão leve ou moderada. Com a evolução da demência, cresce a dependência do doente e complexificam-se os cuidados requeridos por ele – sem falar nas oscilações de humor, nas mudanças bruscas de comportamento, nas alterações de personalidade e de linguagem, entre outros aspectos.

Assim, abdicar de sua vida pessoal e até mesmo afastar-se das questões que se relacionam com seu bem-estar e qualidade de vida sobrecarrega tanto o vínculo entre o doente e o cuidador quanto a vida pessoal deste.

Estudos têm apontado que as mudanças de comportamento do sujeito com DA, como temperamento explosivo, depressão, irritabilidade, ansiedade e dependência, afetam diretamente a saúde psicofísica do cuidador familiar, evidenciando que este também necessita de cuidados (Hora e Sousa, 2005; Pavarini et al., 2008).

Gonçalves *et al.* (2006), em levantamento sobre o perfil da família cuidadora de idoso doente/fragilizado no contexto sociocultural de Florianópolis, concluíram que diversos motivos contribuem para que uma pessoa se torne a cuidadora principal, entre os quais destacam: a obrigação moral alicerçada em aspectos culturais e religiosos; a condição de conjugalidade, ou seja, o fato de ser esposo(a); ausência de outras pessoas para essa tarefa, caso em que o cuidador assume essa incumbência não por opção, mas por força das circunstâncias; dificuldades financeiras, como em caso de filhas desempregadas que cuidam dos pais em troca do sustento. Ainda de acordo com os autores, a dor, a dificuldade e as preocupações referentes aos cuidados prestados conduzem à busca de um significado para esse ato. Torna-se importante entender esse sofrimento que está relacionado ao significado do cuidar para cada família: crescimento, gratidão, doação, amor, dever, reparação, obrigação, elaboração de conflitos, resgate de omissões, troca, suprimento de necessidades de carinho ou de amor, missão, desejo de descobrir potencial, aprendizado, vontade de Deus.

Essa concepção do papel do cuidador como estático e desvinculado de questões sociais, culturais e ideológicas tem sido discutida por Santos (2006). Para a autora, a literatura da área apresenta como um processo quase natural a definição de cuidador (levando em conta a proximidade de parentesco, o gênero). Contudo, a escolha ou a autodesignação para ser cuidador ocorre como um processo dinâmico, sociocultural, modificando-se a depender da cultura e dos grupos sociais, e envolve mecanismos de poder. Ou seja, há vários fatores que definem a "escolha" ou "obrigação" de ser cuidador, tais como: a) as experiências pessoais de cada membro da família, mediadas pela cultura, pelo dever moral; b) a retribuição aos cuidados já recebidos pelos pais; c) a falta de opção, isto é, não ter quem assuma esse papel; d) a possibilidade de herdar os bens do idoso, entre outros.

Em suma, para Santos (2006), diferentemente do que diz a literatura, o cuidado prolongado, como é o caso do exigido por um idoso com demência, é quase sempre compartilhado com outras pessoas do núcleo familiar e/ou doméstico. Aos poucos vão se criando uma rede, do ponto de vista da forma, e um balé de cuidadores, do ponto de vista de dinâmica, nos quais cada um assume a frente dos cuidados de acordo com sua disponibilidade ou habilidade.

Um caso um pouco diferente é o do filho único, pois, segundo Augusto, Silva e Ventura (2009), cuidar de um familiar demente resulta numa responsabilidade ainda maior quando não há irmãos com quem dividir as tarefas. Assim, cuidar, além de ser um ato de reciprocidade de cuidados, é também uma questão de obrigação moral. Isso porque existe no Brasil uma lei que aponta o filho como um dos mantenedores dos pais idosos, tendo assim direitos e deveres sobre estes (Estatuto do Idoso/2003). Sentimentos como amor, zelo e retribuição de cuidados acabam por ser reforçados ainda mais por uma ação moral.

Vejamos o que diz o capítulo V, artigo 18, do Estatuto do Idoso (2003): "As instituições de saúde devem atender aos critérios mínimos para o atendimento às necessidades do idoso, promovendo o treinamento e a capacitação dos profissionais, assim como a orientação a cuidadores familiares e grupo de autoajuda".

Se de um lado o Estatuto do Idoso veio para garantir os direitos dos idosos, do outro vemos o afastamento do Estado, que não oferece nem mantém profissionais para cuidar da saúde dessa população. Ou seja, a família é incumbida dessa função, como se não se fizessem necessárias formação especializada para atender à terceira idade e, ainda, dedicação integral a esse *cuidar*. Dito de outro modo, a lei transfere para a família a obrigação do cuidar e o Estado se isenta desse processo, oferecendo "orientações". Não se pode deixar de interpretar essa situação, de certa forma, como um abandono ao idoso, só que agora por parte do Estado.

No entanto, a preocupação com os cuidadores por parte do governo vem aparecendo cada vez mais nas políticas nacionais. A Política Nacional de Humanização da Atenção e Gestão em Saúde no SUS (HumanizaSUS), além dos direitos dos usuários, ressalta o "cuidar do cuidador" como condição imprescindível para a eficácia da assistência integral à saúde. A Política Nacional de Saúde da Pessoa Idosa (Portaria n. 2.528/2006 do Ministério da Saúde) apresenta a equipe de saúde como importante para ajudar na organização e na formação de grupos de cuidadores e ressalta que algumas instituições têm experiência em organizar esses grupos. Nesse plano, o grupo é colocado como necessário para a saúde do cuidador. O grupo é aberto a todas as pessoas envolvidas no ato de cuidar do outro, como cuidadores, familiares e amigos. Compartilhar experiências traz alívio, pois assim o cuidador percebe que não está sozinho, que as dúvidas e dificuldades não são só suas, e também que suas experiências podem ser valiosas para outros como ele.

Nos últimos anos, entidades não governamentais e políticas públicas envolvidas com o *cuidar do cuidador* cresceram, mas na prática ainda são poucas as ações realizadas. Os cursos para cuidadores formais até são oferecidos por algumas instituições, mas a grande maioria dos cuidadores é composta por "informais", ou seja, os familiares que acabam por assumir esse papel.

Em outras palavras, o poder aquisitivo da família é que dita algumas decisões, como a contratação ou não de cuidadores para auxiliar na assistência ao idoso. Nas famílias de baixa renda isso não ocorre e o familiar, muitas vezes, precisa se afastar do trabalho para assumir essa função, o que diminui ainda mais a renda da família. Assim, cabe a esse familiar construir seu conhecimento com base em experiências de vida. Experiências que, quando possível, são compartilhadas nos grupos de ajuda mútua.

Os grupos de ajuda mútua voltados para os cuidadores familiares têm se mostrado uma modalidade formal importante de apoio emocional e educativo. Eles se caracterizam como um espaço de desenvolvimento de tecnologias cuidativas psicossocioeducativas que permite aos participantes aprender uns com os outros, descobrindo em conjunto soluções para seus problemas, mobilizando potencialidades e melhorando a autoestima. Favorecem, ainda, o desenvolvimento de um espírito de solidariedade, o que reduz a sensação de isolamento e facilita a aceitação da doença, além de promover o apoio psicológico dos cuidadores para o enfrentamento da experiência diante das perdas progressivas decorrentes da enfermidade (Alvarez, Pelzer e Sena, 2004).

Os grupos de ajuda mútua também funcionam como um meio de educação em saúde, visto que são um espaço de debate de temas comuns a todos os participantes. Ou seja, é uma prática que contempla o compartilhar, argumentar, negociar, compreender, na qual os saberes populares e profissionais se misturam, resultando em um novo saber. Assim, os grupos de ajuda mútua são uma maneira de cuidar de pessoas que passam pela mesma experiência de saúde/doença, nos quais eles partilham suas vivências e, em conjunto, descobrem soluções para seus problemas. Essas estratégias são formas de apoio voltadas para o cuidador familiar e estruturadas de acordo com as necessidades dos seus participantes (Benjumea, 2006; Pereira e Siqueira, 2009).

As pesquisas demonstram que nos grupos de ajuda mútua as pessoas conhecem-se, convivem, trocam experiências, problemas e dificuldades, elaborando assim soluções e respostas para seu sofrimento. Por outro lado, elas percebem que, além de ser ajudadas, também podem ajudar – o que aumenta de forma significativa seu senso de pertencimento ao grupo e sua autoestima (Portela, 2006). Eles também ajudam os cuidadores a enfrentar as perdas progressivas e as limitações impostas pela evolução da doença, possibilitando a autonomia, a independência e o empoderamento dos cuidadores no processo de cuidar. Os grupos oferecem um novo espaço de identificação de apoio social aos cuidadores familiares, favorecendo ainda a constituição de uma rede ampliada de suporte útil às demandas do cuidador na perspectiva da integralidade da pessoa (Sena *et al.*, 2010).

O trabalho com grupo de cuidadores vem sendo discutido na literatura principalmente nas áreas da psicologia e da enfermagem, mas na fonoaudiologia esse debate ainda é incipiente.

Encontramos relatos sobre grupos de ajuda para familiares relacionados, sobretudo, à preocupação com a saúde (física e mental) do cuidador, à orientação para que eles saibam lidar com esse novo papel social e à melhora na comunicação com o afásico (Michelini e Caldana, 2005; Machado, 2004).

Encontramos também grupos de familiares cujo objetivo é ressignificar sentimentos e discursos sobre os familiares, mas estes contam com a presença de psicólogos e fonoaudiólogos. Parte-se do pressuposto de que os sujeitos com alterações linguístico--cognitivas encontram-se isolados não apenas pela dificuldade de linguagem, mas também por questões relacionadas ao modo como o cuidador/familiar concebe a imagem desse sujeito – falante, incompetente ou digno de pena. Essa imagem que o cuidador faz do doente também estaria ligada ao tipo de interações já vivenciadas antes do episódio neurológico. Os discursos produzidos nessas interações precisam, assim, ser ressignificados para que se possam minimizar os conflitos que as alterações neurológicas trazem para o familiar e para o próprio sujeito (Santana, Dias e Serratto, 2007; Panhoca, 2009; Moleta, 2011).

O GRUPO DE AJUDA MÚTUA DE FAMILIARES DE IDOSOS PORTADORES DA DOENÇA DE ALZHEIMER OU DOENÇAS SIMILARES

O GRUPO DE AJUDA MÚTUA de Familiares de Idosos Portadores da Doença de Alzheimer ou Doenças Similares surgiu em 1994, como um projeto de extensão de fluxo contínuo (funciona por 11 meses ao ano de forma ininterrupta desde sua criação) do Grupo de Estudos sobre Cuidados em Saúde de Pessoas Idosas (Gespi), do Departamento e do Programa de Pós-Graduação em Enfermagem da Universidade Federal de Santa Catarina (UFSC). Mais conhecido como Grupo de Ajuda Mútua (GAM), seus principais objetivos são: reunir familiares e profissionais para trocar experiências e conhecimentos acerca do processo de cuidar de um idoso com DA; oferecer informações atualizadas e elucidar dúvidas sobre a doença; oferecer apoio técnico e emocional aos familiares cuidadores; orientá-los sobre o manejo do cuidado diante de situações novas e imediatas.

No GAM, a metodologia de trabalho contempla as seguintes atividades: acolhimento individual de novas famílias, reuniões de grupo, atendimento a distância por correio convencional e/ou eletrônico, atendimento por telefone, atividades lúdicas e integrativas em datas festivas, além de eventos técnicos e científicos.

Vale destacar que, para o desenvolvimento desse projeto, nos últimos 17 anos contou-se sempre com importantes parceiros, como a Associação Brasileira de Alzheimer – Seção Santa Catarina – e o Núcleo Interdisciplinar de Pesquisa, Ensino e Assistência Gerontogeriátrica – (Nipeg/HU/UFSC).

O GAM compõe-se hoje de voluntários membros da Associação Brasileira de Alzheimer (ABRAz/SC), docentes dos cursos de Enfermagem, Odontologia e Fonoaudiologia, profissionais do HU/UFSC, acadêmicos de diferentes cursos da área da saúde e familiares cuidadores. A média de participantes por encontro varia de oito a 15 pessoas e nem sempre todas se fazem presentes em cada encontro, uma vez que a participação é espontânea.

Uma das características dessa modalidade de trabalho de grupo é o fato de ele não ter agenda prévia, isto é, a temática a ser debatida flui das necessidades das famílias cuidadoras participantes a cada encontro, e, quando necessário, convida-se um profissional para ministrar uma minipalestra sobre o assunto escolhido pelo grupo. Acrescente-se ainda que os temas são discutidos interdisciplinarmente entre os coordenadores – que às vezes são ex-cuidadores que não provêm da área da saúde – e os profissionais de saúde (odontólogo, fonoaudiólogo, enfermeiro).

Ressalte-se que há diferenças entre os discursos produzidos pelos profissionais de saúde e pelos demais participantes. Estes últimos deixam marcado seu afastamento do saber científico, mas ao mesmo tempo legitimam sua importância por meio das experiências vividas, o que lhes confere também a construção de um saber que é compartilhado e, muitas vezes, reeditado em forma de aconselhamento: "Outro familiar nos contou", "Uma filha nos disse que seu pai" etc. Por outro lado, o discurso dos profissionais de saúde diferencia-os do senso comum e mostra sua aproximação das pesquisas e dos procedimentos terapêuticos para os cuidados com o doente – sem, contudo, deixar de acolher o cuidador. Há uma troca de saberes: o saber científico e o saber prático advindo das experiências de vida somam-se e legitimam o espaço do grupo como potencializador de aprendizagem (Santana e Santos, 2011).

A troca de experiências similares entre os membros do grupo acaba por diminuir a heterogeneidade dos seus participantes (idade, relação parental com a demência de Alzheimer, estudantes, profissionais, familiares, cuidadores, ex-cuidadores). O grupo é, assim, uma arena discursiva que promove ressignificações de determinados sintomas e acolhe a queixa do familiar com outro olhar, ao mesmo tempo que constrói novos saberes com aqueles que participam ativamente das interações com os sujeitos e têm conhecimento prático.

O grupo de ajuda mútua torna-se, assim, primordial para o compartilhamento das queixas e para a aprendizagem de determinadas práticas que são necessárias à nova função assumida pelo familiar: a de *cuidador*. Como já vimos, o Estado acaba transferindo para a família a responsabilidade de atender integralmente o doente. Assim, cabe a esse familiar construir seu conhecimento com base em experiências de vida. Lembremos que para comparecer a tais grupos a família precisa de um *cuidador substituto* ou *emergencial* para cuidar do doente no período em que o cuidador principal se ausenta de casa.

Acrescente-se também que esse cuidador precisa realizar todas as tarefas referentes à pessoa com demência, das atividades da vida diária às terapias de reabilitação. Ou seja, cabe ao cuidador um trabalho cada vez mais intenso e extenso, que ele assume sem ter preparo ou apoio profissional e, na maioria dos casos, sem reunir condições emocionais para assumir tal papel.

Os temas trazidos para o grupo pelos familiares são diversos, sendo alguns dos mais recorrentes os seguintes: que doença é essa chamada de demência; que alterações/sequelas pode provocar; dificuldades dos familiares com os cuidados e a interação com o doente; narrativas sobre a história de vida dos sujeitos antes e depois da doença; dúvidas sobre o momento de internar o doente em uma instituição de longa permanência; como impedir que o sujeito com DA dirija; medicamentos (retorno ao médico, dosagem); aceitação da doença pela família; diferença entre as demências; dificuldade do cuidador de conseguir apoio dos demais familiares. Com relação aos aspectos especificamente fonoaudiológicos, os temas giram em torno de: dificuldades de compreensão e deglutição; dificuldades na linguagem, em especial com as trocas de nomes; dificuldades de leitura e escrita; repetição de enunciados.

A presença do fonoaudiólogo no grupo é, assim, legitimada para a composição das discussões sobre os aspectos linguístico-cognitivos, de deglutição, de motricidade orofacial, de voz, de audição etc. Além disso, o fonoaudiólogo muitas vezes constitui com os demais profissionais da saúde orientações gerais que minimizam as angústias e as dúvidas dos cuidadores.

Vejamos a seguir alguns episódios retirados dos encontros do grupo sobre temas específicos[1].

SOBRE O DIAGNÓSTICO

No grupo, os familiares/cuidadores aprendem sobre as diversas características e etapas da doença. Com isso, os que são mais novos no grupo deparam com discursos sobre as dificuldades que virão logo após o diagnóstico, embora sempre se ressalte que cada sujei-

---

[1]. A fim de preservar os depoimentos, mantivemos na transcrição a linguagem informal utilizada nos grupos.

to evolui com sua doença de forma particular. Uma doença progressiva na qual o sujeito perde a noção de si mesmo é sempre o início de um processo de perda.

– Foi como se tirasse o chão debaixo dos meus pés.
– Hoje eles estão bem, amanhã você não sabe.
– Hoje eu tenho medo que ele saia de casa.
– Meu Deus, o que está acontecendo comigo?
– Nós temos que entrar na realidade deles.
– O difícil foi ver que agora ela era a filha e eu a mãe.
– Sinto angústia. Atinge demais a família. É pesado. A filha vai lá, fica meia hora e não tem paciência.
– Minha mãe morou até quase agora sozinha. No final do ano ela veio morar comigo e quer continuar a mesma vida, a rua... Ela sofre porque fica dentro de casa. Fiquei três meses em casa, peguei três meses de licença para ficar em função da mãe. Agora que eu voltei a viver a minha vida um pouquinho. Eu vivo só pra ela e mesmo assim ela reclama.
– Tenho certeza que meu marido vai melhorar. Deus vai curar ele.

A demência é uma doença que, em um primeiro momento, modifica a vida do familiar/cuidador mais que a do próprio indivíduo afetado. Os discursos produzidos pelos familiares evidenciam dificuldade na aceitação e também um *não saber* sobre a doença e sobre a demanda que ela implica. Há ainda familiares que questionam: "Não entendo por que vocês dizem que o cuidador precisa de cuidado". Não conseguem perceber que se trata não de um processo individual, mas social/familiar da doença.

Há ainda o conflito da família: contar o diagnóstico ou não contar? Essa é uma pergunta constante no grupo. Há, evidentemente, uma modificação do próprio sujeito quando, ainda em estado inicial, sabe de sua doença e se reconhece em um processo de perda (como veremos a seguir). As alterações passam a ser explicadas pelo diagnóstico e não apenas como parte do processo do envelhecimento.

ALTERAÇÃO DRÁSTICA DA ROTINA E DO COMPORTAMENTO

As alterações de comportamento são difíceis para os cuidadores, que passam a lidar com um *novo* sujeito nas suas interações, um sujeito que rompe com a ordem do esperado. Enunciados dos tipos abaixo são recorrentes no grupo:

– Ele não gosta mais de sair de casa, fica o dia todo na cama.
– Ela só quer sair de casa o tempo todo.
– Ele não quer mais tomar banho.
– Ela é muito agressiva.
– Ele fica olhando para o nada.
– Ela dorme profundamente, parece estar em coma.
– Ele chama nomes, grita.
– Ela parece o "cuco", só sai do quarto para comer.
– Outro dia demos uma banana para ele comer e, quando fui até a cozinha, vi que ele tinha colocado a casca da banana dentro da leiteira.
– Eu tive tanta raiva dele que joguei o celular dele na água. Eu tô procurando ajuda e não tô aguentando. Eu tô me tratando. A gente se sente perdida. Eu não quero aceitar aquilo. Queria meu marido de volta, queria que ele fosse a pessoa que era.

As alterações de comportamento provocam dificuldades na interação. De repente, o rompimento com o inesperado leva a uma atitude de disputa e de conflitos entre cuidador e doente. Nessa fase, o grupo é encarado como um espaço que auxilia a compreensão dessas mudanças de atitude e a ressignificação delas. Os cuidadores deixam de confrontar, passando a aceitar, a não entender a agressividade e as *birras* como ataque pessoal e sim como parte da doença. Nesse momento é o cuidador que deve ter *problemas de memória*, esquecer as agressões e retomar os cuidados. Muitas vezes o doente não consegue agir como o esperado em um determinado momento, o que não implica que isso ocorrerá sempre. Mas esse é um aprendizado do grupo, em grupo.

Além disso, o familiar tem dificuldade em aceitar a alteração do comportamento como decorrente da doença. Há, no primeiro momento, uma disputa de poder. Uma luta que o familiar acaba por assumir numa tentativa de resgatar o passado. Uma raiva pelo *novo sujeito* que surge. No grupo, ouvindo outros discursos, o familiar acaba por modificar seu entendimento do doente e da doença, preparando-se para uma aceitação e mudança da sua própria atitude.

A IMPORTÂNCIA DO GRUPO

As falas dos integrantes do grupo evidenciam a importância dos encontros para os cuidadores:

– Quem sofre são os cuidadores.

– Aqui é nosso porto seguro.

– O grupo fortalece muito.

– Aqui a gente aprende, aqui a gente se tranquiliza.

– Tô aqui para receber orientação.

– Tô no meu limite.

– Tudo que eu sei sobre Alzheimer eu aprendi no grupo.

– Acho que é aqui realmente que a gente acha uma força maior, além de Deus.

Ou outros enunciados, como:

– Eu vim aprender aqui no grupo a aceitar a doença da minha mãe. Aprendi a lidar com ela aqui. Eu cheguei aqui muito desesperada, e foi aqui que a gente vai vendo, com a fala de cada um, a experiência de cada um, o dia de cada um, e um pouquinho que vai de cada um, e a gente vai aplicando em casa.

– Meu marido morreu e eu vim aqui contar para vocês. Continuo vindo porque sinto saudades, gosto de ouvir, posso ajudar as pessoas do mesmo modo que me ajudaram antes.

– Meu depoimento é um agradecimento. O que eu aprendi com vocês, como tratar... Eu mudei com ele. Antes eu não entendia e me estressava com ele.

– O grupo me ajudou porque eu não tinha paciência e agora tenho. Mas sei que preciso ter mais paciência, paciência, paciência... Eu compro paciência em todo lugar que eu vou. Se não tenho, saio de casa.

O grupo cria um vínculo de ajuda mútua, de acolhimento, entre os participantes. É por isso que alguns integrantes, mesmo após a perda de seu familiar, retornam ao grupo. Fez-se um elo. É ali que se encontram forças para dar conta de uma demanda que se desconhece. É ali que se aprende a lidar com seu familiar. O retorno ao grupo significa a importância desse espaço cooperativo, um espaço em que se falava de alguém que está ausente, mas se presentifica nos enunciados de ajuda ao grupo.

O grupo é composto de homens e mulheres. Geralmente os cuidadores são as esposas e filhas. Quando os filhos são os cuidadores diretos, eles costumam contar com um cuidador informal particular para a ajuda. O grupo é também um espaço intercultural com discursos e posições ideológicas diferentes.

AR NO GRUPO: "EU SOU A DOENTE AQUI"

Em uma das sessões, um participante trouxe a mulher com diagnóstico de doença de Alzheimer ao grupo. Contudo, o grupo não sabia que ela era portadora da enfermidade. Em uma situação inédita, ela falou por último, após ouvir todas as dificuldades encontradas pelos cuidadores. E ao ouvir fez o seguinte relato, que surpreendeu a todos:

> Eu sou a doente aqui. Naquele lugar que eu empaco fica uma lacuna, parece que eu não aprendi, que nunca me falaram. O desafio de conseguir fazer uma sequência, de conseguir fazer aquele movimento, fui percebendo que fui ficando sem equilíbrio. Mas quando a gente consegue é uma alegria. Entre nós, temos mais vontade de não fazer nada. Digo para minha filha: "Não me telefone mais, não, porque só quer me dar ordens e me aborrece. Vai embora de perto de mim! Se tu não pode me ajudar, então, vai embora!"

[...] Angustia muito porque, de repente, as pessoas acham que sabem tudo e você ainda tem plena consciência. [...] Fico procurando o motivo da pressa, porque ficam me apressando. Deixa eu em paz, o que que tem se eu demoro 40 minutos, uma hora pra comer? Fico pensando: "Será que eu tô doente ou as pessoas é que são impacientes?" Eu já falava devagar, já comia devagar... Se é pra comer rápido, eu prefiro não comer. A pressa de quem tá perto de nós traz um sentimento de impotência. É muito ruim perceber que a pessoa já tá se cansando da sua companhia. Já fico fazendo as despedidas da vida. [...] Você tá sentindo a vida de outra maneira. A gente fica muito alterada emocionalmente. Só quero que as pessoas fiquem perto, sem falar muito. Pega na mão, no braço, mas fala pouco. Acho que a última coisa que você vai perdendo é a carência de afetividade. Tenho necessidade de companhia.

O grupo, nesse momento, *ficou sem voz*. Desconhecia-se a visão do doente. Apareceu a vergonha dos discursos produzidos sobre as alterações de comportamento dos sujeitos. Como reagir diante de um relato em que a pessoa diz que precisa de *afetividade*? As despedidas da vida começam a ser feitas ainda *em* vida, pois se teme que a memória se vá e que se reconheçam seus próprios vínculos. Nesse dia o grupo parou para ouvir o outro lado e, no encontro seguinte, o relato a seguir foi produzido.

MI: Na última reunião nós fomos brindadas com uma surpresa. Eu vim pra cá cheia de dúvidas... Há quase dois anos eu vinha para o grupo e só estava ouvindo cuidadores, e [ela] levantou a mão e disse: "Eu sou a doente". E fez um relato que fez as coisas que eu li em livro e na internet sumir tudo. O relato dela foi tão confortante, ela desenhou a vida dela toda [...] foi fabuloso! O que eu entendi foi um pedido de socorro, dizendo: "Eu estou viva, eu quero viver". [...]

O que a gente precisava realmente era ouvir o outro lado, porque é uma via de mão dupla, a gente quer fazer alguma coisa pra ajudar, mas não sabe como, e se perde, e faz de mau jeito. Ou às vezes a gente sufoca. A gente quer ajudar e acaba sufocando. Foi uma coisa lindíssima, eu vim pra ser acolhida e saí acolhendo todo mundo que apareceu.

A demência, longe de ser uma doença individual, é um processo bem maior, social, que exige uma modificação não apenas do *doente*, mas também do cuidador. O cuidador precisa ressignificar a nova relação que se estabelece entre ele e o doente e essa ressignificação dificilmente é realizada isoladamente. Nesse sentido, o apoio do grupo é imprescindível para esse processo de perdas e de novas aprendizagens. Acrescente-se que, embora as discussões sejam em grupo, este é um processo individual no qual cada sujeito do grupo reelabora essas questões a seu próprio tempo.

CONSIDERAÇÕES FINAIS

COM BASE EM NOSSAS CONSIDERAÇÕES, é possível perceber que no grupo os familiares são acolhidos em suas queixas, dúvidas e demais sentimentos. Para eles, diminui o isolamento social, pois muitos cuidadores sentem-se "castigados pelo destino" e em constante sofrimento pessoal.

Na demência, a família também deve ser acompanhada para conseguir lidar com o *novo sujeito* que aparece no decorrer do processo da doença. Um aprendizado que precisa de troca, de interação, de acolhimento e de escuta dos profissionais envolvidos. Afinal, é necessário entender como os sintomas da demência são significados pelo próprio sujeito e pela família.

Nesse contexto, emerge a importância dos grupos de cuidadores como um espaço no qual esses cuidadores podem sentir-se acolhidos para ressignificar seus sentimentos, falar sobre suas angústias e sobre as implicações do cuidar.

Porém, o investimento nos grupos de familiares cuidadores ainda é restrito, considerando-se a necessidade e a relevância desses trabalhos. No Brasil, essas ações ainda estão, em grande parte, vinculadas a instâncias acadêmicas e a organizações não governamentais, não tendo regularidade e continuidade. A divulgação dos programas existentes hoje, bem como as referências teóricas sobre os grupos de familiares cuidadores, também é restrita, denotando a carência de investimento nesse setor, assim como a participação do fonoaudiólogo nos grupos.

O fonoaudiólogo, juntamente com os demais profissionais da saúde, tem o papel de orientar, minimizar as angústias, explicar, discutir atividades que são relacionadas aos aspectos fonoaudiológicos. Deixa-se, assim, uma visão apenas clínica para voltarmos para uma visão social do significado da demência.

REFERÊNCIAS BIBLIOGRÁFICAS

ALVAREZ, A. M.; PELZER, M. T.; SENA, E. S. et al. "O valor dos grupos de ajuda mútua para familiares cuidadores de idosos portadores de Doença de Alzheimer e outras similares". *Revista Ciências da Saúde*, v. 23, n. 1/2, 2004, p. 94-7.

ARRUDA, M. C.; ALVAREZ, A. M.; GONÇALVES, L. H. T. "O familiar cuidador de portador de doença de Alzheimer participante de um grupo de ajuda mútua". *Ciência, Cuidado e Saúde*, v. 7, n. 3, 2008, p. 339-45.

AUGUSTO, F. M. F.; SILVA, I. P.; VENTURA, M. M. "Filhos cuidadores: escolha, mudanças e desafios". *Revista Kairós*, São Paulo, v. 12, n. 2, 2009, p. 103-18.

BENJUMEA, C. C. "Aquí cuidamos todos: asuntos de individualidad *versus* colectividad en un estudio sobre cuidado en la casa de pacientes con demencia avanzada". *Forum: Qualitative Social Research*, v. 7, n. 4, 2006.

BOTTINO, C. M. C. et al. *Demência e transtornos cognitivos em idosos*. Rio de Janeiro: Guanabara Koogan, 2006.

CAIXETA, L. *Demências do tipo não Alzheimer: demências focais frontotemporais*. São Paulo: Artmed, 2010.

GONÇALVES, L. H. T. et al. "Perfil da família cuidadora de idoso doente/fragilizado do contexto sociocultural de Florianópolis". *Texto & Contexto - Enfermagem*, Florianópolis, v. 15, n. 44, 2006, p. 570-7.

HERRERA JUNIOR, E. H.; CARAMELLI, P.; NITRINI, R. "Estudo epidemiológico populacional de demência na cidade de Catanduva, estado de São Paulo, Brasil". *Revista de Psiquiatria Clínica*, v. 25, n. 2, 1998, p. 70-3.

HORA, E. C.; SOUSA, R. M. C. "Os efeitos das alterações comportamentais das vítimas de trauma cranioencefálico para o cuidador familiar". *Revista Latino-Americana de Enfermagem*, Ribeirão Preto, v. 13, n. 1, 2005, p. 93-8.

MACHADO, T. H. *Eficácia de um programa de orientação para cuidadores de afásicos na população brasileira*. Dissertação (Mestrado em Medicina), Universidade de São Paulo, São Paulo (SP), 2004.

MICHELINI, C. R. S.; CALDANA, M. L. "Grupo de orientação fonoaudiológica aos familiares de lesionados cerebrais adultos". *Revista Cefac*, São Paulo, v. 7, n. 2, 2005, p. 137-48.

MOLETA, F. *Grupo de cuidadores: um lugar de escuta para familiares de pacientes afásicos*. Dissertação (Mestrado em Comunicação e Linguagens), Universidade Tuiuti do Paraná, Curitiba (PR), 2011.

NITRINI, R. "Epidemiologia da doença de Alzheimer no Brasil". *Revista de Psiquiatria Clínica*, v. 26, n. 5, 1999, p. 262-7.

NOGUCHI, M. A. "A linguagem na demência do tipo Alzheimer". In: LACERDA, C. B. F., PANHOCA, I. (orgs.). *Tempo de fonoaudiologia*. Taubaté: Cabral Universitária, p. 23-9, 1997.

PANHOCA, I. "Dando voz a quem cuida de afásicos- o papel do cuidador na clínica fonoaudiológica". In: MANCOPES, R.; SANTANA, A. P. *Perspectivas na clínica das afasias: o sujeito e o discurso*. São Paulo: Editora Santos, 2009, p. 222-39.

PANHOCA, I.; BAGAROLLO, F. "Sujeitos autistas em terapêutica fonoaudiológica grupal". In: SANTANA, A. P. et al. (orgs.). *Abordagens grupais em fonoaudiologia*. São Paulo: Plexus, 2007, p. 121-37.

PAVARINI, S. C. I. et al. "Cuidando de idosos com Alzheimer: a vivência de cuidadores familiares". *Revista Eletrônica de Enfermagem*, v. 10, n. 3, 2008, p. 580-90.

PEREIRA, Q. L. C.; SIQUEIRA, H. C. H. "Grupo terapêutico de ajuda mútua à mulher climatérica: uma possibilidade de educação". *Revista Mineira de Enfermagem*, v. 13, n. 4, 2009, p. 593-8.

PORTELA, C. M. *O cuidado ao familiar cuidador de portadores de transtornos de humor na rede básica de atenção à saúde*. Dissertação (Mestrado em Enfermagem), Universidade Federal de Santa Catarina, Florianópolis (SC), 2006.

SANTANA, A. P.; DIAS, F.; SERRATTO, M. R. F. "O afásico e seu cuidador: discussões sobre um grupo de familiares". In: SANTANA, A. P. et al. (orgs.). *Abordagens grupais em fonoaudiologia*. São Paulo: Plexus, 2007, p. 11-38.

SANTANA, A. P.; SANTOS, M. A. S. "Grupos de familiares/cuidadores de demência: o papel do fonoaudiólogo". *Anais do 19.º Congresso Brasileiro e 8.º Congresso Internacional de Fonoaudiologia*, São Paulo, novembro, 2011, p. 749. Disponível em: <http://www.sbfa.org.br/portal/anais2011/trabalhos_select.php?tt=Busca&id_artigo=749>. Acesso em: 26 mar. 2012.

SANTOS, S. M. A. *Idosos, família e cultura: um estudo sobre a construção do papel de cuidador*. 2. ed. Campinas: Alínea, 2006.

SENA, E. L. S. et al. "Tecnologia cuidativa de ajuda mútua grupal para portadores de Parkinson e suas famílias". *Revista Texto & Contexto Enfermagem*, v. 19, n. 1, 2010, p. 93-103.

5. Terapia em grupo na motricidade orofacial

IRENE QUEIROZ MARCHESAN
LUCIANA REGINA DE OLIVEIRA

INTRODUÇÃO

SABEMOS QUE, PARA MUITOS, o conceito de terapia de grupo é uma forma de "baratear" os custos, possibilitando o atendimento a um número maior de pessoas. Porém, alguns terapeutas, ao assumirem um grupo, percebem que esse modo de conduzir o processo terapêutico também traz benefícios – os quais não haviam sido pensados antes –, diminuindo o estigma sobre essa forma de tratar alguns problemas. Em determinadas profissões, em especial no Brasil, não há uma cultura de atendimento em grupo, havendo até certo preconceito contra ele. Valoriza-se muito mais o atendimento individual, que é baseado no atendimento médico.

Segundo Ribeiro *et al.* (2011), que fizeram um levantamento dos artigos na área de fonoaudiologia escritos entre 2005 e 2010 que tratassem de terapia de grupo, ficou claro que, mesmo que isso aconteça nas clínicas ou em centros de atendimento, praticamente não há publicações sobre o assunto. Os autores encontraram, nos cinco anos pesquisados, apenas 28 artigos, sendo 14 da área da linguagem, sete da voz, quatro da audiologia, dois da saúde coletiva e um da fonoaudiologia educacional. Não houve nenhuma referência a artigos nas áreas de motricidade orofacial e disfagia. Segundo os autores, 32,2% dos atendimentos em grupo foram realizados com pacientes adultos, 25% com crianças,

17,8% com adolescentes, 14,3% com pais e/ou familiares e 7,2% com idosos.

Assim como trabalhar em equipe é o desejo de muitos profissionais que atendem pacientes de diferentes áreas (Marchesan, 2003), a terapia em grupo é vista como uma prática educativa e terapêutica (Ribeiro et al., 2011), além de construir-se como um espaço de troca entre seus participantes. Assim, propiciam-se condições fundamentais para a ressignificação dos sintomas e promovem-se mudanças na relação dos sujeitos com suas dificuldades (Machado, Berberian e Santana, 2009). Com os avanços nas pesquisas em fonoaudiologia, novos questionamentos e demandas sobre a atuação fonoaudiológica têm gerado diferentes práticas, e o atendimento em grupo, que de início era realizado apenas para atender o número excessivo de pacientes nos serviços públicos e nos convênios, vem sendo considerado uma importante ferramenta de intervenção.

A terapia fonoaudiológica em grupo proporciona a construção conjunta de conhecimento entre os sujeitos. A troca de experiências em um grupo modifica a visão dos indivíduos e propicia as (res)significações dos processos patológicos (Leite e Panhoca, 2003; Leite, Panhoca e Zanolli, 2008). Ao perceber que seu problema não é único, os indivíduos do grupo apoiam-se entre si e se empenham na melhora.

De acordo com estudo de Morley, citado por Netto e Campiotto (1996), as vantagens do atendimento em grupo são:

- há economia de tempo, o que permite que um maior número de crianças/pacientes seja tratado em grupo;
- o indivíduo encontra a companhia de outras com o mesmo problema;
- a motivação para a realização de exercícios em grupo é maior do que a do trabalho individual;
- permite romper com os estereótipos ao colocar em contato semelhanças e diferenças entre os participantes.

A seguir, descreveremos o trabalho desenvolvido no Instituto Cefac no atendimento a grupos de pacientes com alterações fonoaudiológicas. Apontaremos os prós e os contras dessa forma de atendimento, assim como relataremos casos com reações bastante positivas quando os indivíduos participaram de terapias em grupo.

TERAPIA EM GRUPO NO INSTITUTO CEFAC

CRIADO EM 1999, O INSTITUTO CEFAC tem por missão o desenvolvimento de assistência, ensino e pesquisa na área dos problemas de aprendizagem, da comunicação oral e escrita e das alterações que prejudicam funções como respirar, mastigar e engolir. O público-alvo é a população desfavorecida ou em situação de vulnerabilidade social.

O Instituto oferece terapia individual, terapia em grupo e grupo de pais para orientação sistemática em todos os setores. Alguns, como o de fluência da fala, trabalham com grupos de pacientes há mais de uma década, pois acreditam que essa forma de trabalho é mais eficaz no tratamento. Durante esses anos todos, grupos de atendimento de adultos e crianças com disfluência foram criados e dirigidos pela fonoaudióloga Silvia Friedman. Os pacientes são avaliados e separados por faixa etária (adultos e/ou adolescentes e crianças). Embora os pacientes sejam atendidos preferencialmente em grupo, quando se julga necessário, oferece-se atendimento individual em conjunto com o grupal. A abordagem da terapia grupal para pessoas com queixa de problemas de fluência de fala focaliza mudanças na subjetividade e no funcionamento discursivo. Os resultados desse atendimento têm demonstrado a importância do trabalho de grupo nas modificações obtidas pelos sujeitos.

O setor de linguagem, também em funcionamento desde 2000, tem como meta o trabalho em grupo. Para que a equipe como um todo pudesse ter uma visão favorável desse tipo de atendimento, profissionais de outros países que trabalham com os métodos Hanem e Voe foram convidados para vir ao Brasil e mostrar experiências e conceitos teóricos/práticos em terapias de grupo. Embora todos os terapeutas tenham sido convidados a participar desses cursos, evidentemente o setor de linguagem oral e escrita foi o mais beneficiado com esse tipo de formação, por já acreditar na importância e na eficiência dessa abordagem terapêutica. À medida que os anos se passaram, o setor de linguagem criou um sistema de atendimento em grupos organizados por nível de especificidade: fonologia, ortografia, compreensão e produção de textos e matemática. A especificidade do tratamento em grupo permitiu que o número de sessões diminuísse, o que trouxe maior eficiência ao processo.

Os demais setores têm livre-arbítrio para decidir quando devem ou não realizar terapias em grupo. Quase sempre essa decisão é tomada com base no que é mais eficiente para cada caso, no volume de pacientes do setor, no número de profissionais necessários para absorver a demanda e até no espaço físico disponível para que o atendimento possa acontecer. Embora na maioria dos setores do Instituto Cefac não existisse a cultura do atendimento em grupo, houve esforço e disponibilidade dos profissionais que ali trabalham para dar início às terapias grupais. Pais e pacientes foram chamados e explicou-se que outra metodologia de trabalho estava sendo implantada no Instituto e que eles poderiam, ou não, aderir a ela. Mesmo quando se atende à população de baixa renda, existe preconceito das famílias e dos pacientes, que acham que o tratamento vai acontecer em grupo para cortar custos ou por falta de profissionais. No caso do Instituto Cefac, o trabalho em grupo é bastante valorizado e os pais têm espaço para, agindo em grupos, sanar suas dúvidas, solicitar orientações e até mesmo assistir às terapias de seus filhos, se assim o desejarem.

TERAPIA EM GRUPO: RESPIRADOR ORONASAL

No SETOR DE MOTRICIDADE OROFACIAL, implantar grupos não foi exatamente uma escolha vista como ideal para os pacientes e os terapeutas que ali trabalhavam, uma vez que não é de praxe que esse tipo de terapia aconteça dessa maneira. Porém, a necessidade de atender um grande número de pacientes sem deixá-los na "fila de espera" foi o primeiro fator para que as terapias em grupo começassem. A abordagem mioterápica em grupo relatada a seguir consistiu em uma nova experiência a ser utilizada com pacientes inicialmente respiradores oronasais.

Dois grupos foram criados. No primeiro, foram escolhidas três crianças do sexo masculino, na faixa etária média de 3 anos e 7 meses, que haviam sido encaminhadas para avaliação fonoaudiológica pela equipe médica do Centro de Atendimento ao Respirador Oral do Hospital Municipal Menino Jesus por apresentarem respiração oronasal. Nesse grupo encontramos crianças com hábitos orais inadequados (uso de chupeta e mamadeira), queixa de roncar e babar ao dormir e respiração oronasal.

No segundo grupo, também composto de respiradores oronasais, foram escolhidos três pré-adolescentes do sexo masculino, na faixa etária média de 10 anos. Eles tinham o hábito de roer unha e queixa de roncar e babar ao dormir.

Todos os pacientes foram avaliados individualmente por uma equipe de multiprofissional composta por otorrinolaringologista, alergologista, fonoaudiólogo e ortodontista. Após o diagnóstico, os casos foram discutidos pela equipe e definiram-se os planos terapêuticos, baseados inicialmente nas propostas de Marchesan e Krakauer (1995) e Marchesan (1998).

A equipe também discutiu se a terapia em grupo favoreceria a modificação do quadro inicial, assim como se haveria necessidade de intervenção medicamentosa ou cirúrgica antes do início do trabalho fonoaudiológico.

Por fim, discutiram-se mais uma vez os prós e os contras de uma terapia em grupo para aqueles pacientes, já que havia uma preocupação com os possíveis resultados negativos que esse tipo de trabalho poderia provocar em respiradores oronasais. Definido que a tentativa era válida e viável, e considerando-se que poderia inclusive gerar melhores resultados que a terapia individual, a proposta foi integralmente aprovada por todos.

Na avaliação fonoaudiológica, realizada individualmente, foi utilizado o protocolo de motricidade orofacial MBGR, que inclui observações referentes aos aspectos morfológicos e ao posicionamento habitual de lábios e língua, à tonicidade e mobilidade das estruturas orais, bem como avalia as funções de respiração, mastigação, deglutição e fala.

Quando se decide criar um grupo, elegem-se critérios para que isso ocorra. No caso aqui relatado, os critérios de inclusão no grupo foram os que se seguem:

- os pacientes deveriam apresentar o diagnóstico fonoaudiológico de distúrbio miofuncional orofacial caracterizado por respiração oronasal com alteração de tônus e de posicionamento habitual de lábios e língua;
- os pacientes deveriam ter a mesma faixa etária, já que se julgou ser esse um fator importante para a formação do grupo;
- as alterações fonoaudiológicas encontradas nos respiradores oronasais independeriam da sua etiologia, considerando assim a mesma patologia como critério de inclusão no grupo.

A fonoterapia foi composta pelas seguintes etapas:

- trabalho de propriocepção e conscientização sobre a importância da respiração nasal;
- exercícios de contrarresistência para fortalecer a musculatura da língua e dos lábios e atividades lúdicas para treino da instalação da respiração pelo nariz;

■ busca do envolvimento das famílias no trabalho realizado.

Para envolver os pais no trabalho a ser desenvolvido, criou-se, paralelamente à terapia dos seis pacientes atendidos em grupo, um encontro mensal com seus pais. De início, o terapeuta que acompanhava a reunião dos pais procurou tirar dúvidas sobre o trabalho que estava sendo realizado, forneceu algumas orientações consideradas necessárias e procurou saber como os pais vivenciavam a evolução do tratamento. O mais interessante desses encontros foi que, quando os pais criaram intimidade e entenderam o processo de terapia na busca da melhora de seus filhos, passaram a trocar ideias sobre as condutas que eles desenvolviam com os filhos para alcançar os objetivos pretendidos na terapia. De certa forma, uns orientavam os outros quanto ao que fazer para solucionar ou melhorar o quadro dos pacientes. Essas informações e sugestões trazidas pelo grupo de pais também contribuíram muito para o processo da terapia em si.

Nos dois grupos de terapia foi discutida a importância de a respiração ocorrer pelo nariz, bem como a necessidade da terapia em si. Ao longo de todo o processo o grupo foi conscientizado das consequências da respiração oronasal e motivado a realizar as atividades propostas em terapia. Um fato é curioso: até mesmo o grupo das crianças pequenas se tornou mais atento, apontando quando um colega ficava com a boca aberta ou mesmo fechada. Chamavam a atenção uns dos outros, às vezes de forma jocosa e outras de forma professoral, na tentativa de auxiliar o colega.

Foram realizados exercícios isométricos para o fortalecimento do tônus dos lábios, da língua e das bochechas. Para que o paciente treinasse a possibilidade de manter os lábios fechados e respirar pelo nariz utilizaram-se estratégias como o uso de elástico ortodôntico e/ou retalho de hóstia entre os lábios e o uso de micropore ou transpore. Também foram aplicadas massagens nas asas do nariz para aumentar o fluxo de ar nasal e massagens para soltar a musculatura do lábio superior e do músculo mentual. As massagens eram realizadas pelo próprio indivíduo ou trocadas entre os integrantes do grupo. Uma mãe comentou que algumas crianças do grupo, ao se encontrarem por acaso fora da clínica, durante uma brincadeira, massagearam as narinas uma da outra e pediram ao companheiro que mantivesse a boca fechada.

A cada sessão retomavam-se os conceitos de respiração nasal e os esclarecimentos de como funcionam a boca, o nariz, a laringe, a faringe e os pulmões. Também se solicitava a um integrante do grupo que retomasse a explicação e discutiam-se as dúvidas que apareciam. Conversava-se até sobre o tratamento clínico de cada um (medicamentoso ou cirúrgico). No caso dos alérgicos, a orientação era a de manter a respiração nasal nos momentos em que não estivessem em crise, incentivando o uso de vaporizadores para umidificar as vias aéreas.

A troca de experiências vividas e relatadas também pelos familiares permitiu compreender as necessidades, melhoras e dificuldades de cada integrante do grupo.

Embora o trabalho fosse realizado em grupo, foi possível, em conjunto com o terapeuta, construir um caminho de terapia personalizado para cada um, atendendo às necessidades individuais dos participantes.

Após três meses de terapia (12 sessões), os grupos foram submetidos à reavaliação, que revelou melhora expressiva no tônus dos músculos orofaciais, bem como manutenção do fechamento dos lábios por um tempo maior – portanto, permitindo a utilização do nariz para respirar.

Com os relatos dos pais e dos próprios pacientes, notou-se significativa melhora na qualidade de vida de todos os participantes da terapia em grupo. As seguintes frases foram coletadas durante as reuniões dos pacientes com seus pais: "Meu filho chama a atenção da irmã que mantém a boca aberta", "Ele me disse que na escola tá cheio de gente que fala com a boca mole porque não sabe respirar", "É incrível como agora ele sempre sente o cheiro do feijão quando eu estou cozinhando"; "Não temos mais problemas para subir a ladeira, pois ele não fica mais cansado". O interessante é que cada mãe queria contar algo novo que havia acontecido, valorizando de forma bastante positiva o trabalho realizado.

O grupo de pré-adolescentes foi atendido em 20 sessões, e o das crianças, em 24. As sessões, de 45 minutos cada uma ocorreram uma vez por semana, pela dificuldade dos pais para pagar a condução. Após o término da terapia, os grupos retornaram mensalmente por mais três vezes para controle da automatização.

As desvantagens – ou dificuldades – vivenciadas no atendimento em grupo foram as seguintes:

- inibição das crianças no início de cada sessão;
- risco de fazer um trabalho padronizado;
- cuidado constante para manter a individualidade de cada paciente;
- grande preocupação com possível desistência de um ou mais integrantes do grupo;
- possível geração de sentimentos negativos pela competição;
- um horário de atendimento comum ao grupo todo;
- definição do tempo de atendimento;
- valores a ser cobrados.

O QUE APRENDEMOS COM O TRABALHO EM GRUPO NO SETOR DE MOTRICIDADE OROFACIAL

A EXPERIÊNCIA DE TRABALHO EM grupo na área da motricidade orofacial mostrou que, apesar das diferenças quanto à melhora do quadro respiratório dos pacientes, todos tiveram seu padrão de respiração melhorado. Além disso, o trabalho em grupo foi muito motivador para os pacientes e até para a terapeuta, que pôde vivenciar uma modalidade de intervenção bastante diversa do atendimento individual.

Lidar com as diferenças de personalidade, de desejos, de participação de cada um no grupo faz que o terapeuta aprenda a trabalhar sem fazer grandes distinções entre os pacientes, permitindo assim que todos tenham a mesma oportunidade de se expressar. Todo terapeuta que trabalhe com um grupo de pacientes se transforma ao longo do processo.

A eficácia da terapia em grupo pareceu depender muito de como o terapeuta lida com as divergências grupais. Ficou claro que nem todo fonoaudiólogo sem experiência com grupos de atendimento está pronto para fazer um bom trabalho nessa área.

Para lidar com grupos é necessário muito mais do que apenas conhecimentos técnicos. Todos os sujeitos de um grupo devem se sentir acolhidos pelo terapeuta e com possibilidades iguais de expressão dentro do grupo. Isso significa que a mistura entre pacientes tímidos e aqueles muito falantes, por exemplo, exigirá do terapeuta mais habilidade de controle do grupo, para que todos tenham as mesmas oportunidades de se colocar.

Prestar atenção na aderência de todos os participantes do grupo também lhes permite sentir-se acolhidos de forma igual.

REFERÊNCIAS BIBLIOGRÁFICAS

LEITE, A. P. D.; PANHOCA, I. "A constituição de sujeitos no grupo terapêutico fonoaudiológico: identidade e subjetividade no universo da clínica fonoaudiológica". *Revista Distúrbios da Comunicação*, v. 15, n. 2, 2003, p. 289-308.

LEITE, A. P. D.; PANHOCA, I.; ZANOLLI, M. L. "Distúrbios de voz em crianças: o grupo como possibilidade de intervenção". *Revista Distúrbios da Comunicação*, v. 20, n. 3, 2008, p. 339-47.

MACHADO M. L. C. A.; BERBERIAN, A. P.; SANTANA, A. P. "Linguagem escrita e subjetividade: implicações do trabalho grupal". *Revista Cefac* [online], v. 11, n. 4, 2009 p. 713-9.

MARCHESAN, I. Q. "Avaliação e terapia dos problemas da respiração". In: *Fundamentos em fonoaudiologia – Aspectos clínicos da motricidade oral*. 2. ed. Rio de Janeiro: Guanabara Koogan, 2005, p. 23-36.

_____. "A equipe de trabalho no respirador oral". In: KRAKAUER, H. L.; FRANCESCO, R.; MARCHESAN, I. Q. (orgs.). *Respiração oral*. São José dos Campos: Pulso, 2003, p. 163-7. (Coleção Cefac.)

MARCHESAN, I. Q.; KRAKAUER, L. H. "A importância do trabalho respiratório na terapia miofuncional". In: MARCHESAN, I. Q. *et al.* (orgs.). *Tópicos em fonoaudiologia II*. São Paulo: Lovise, 1995, p. 155-60.

NETTO, A. C. D.; CAMPIOTTO, A. R. "Atendimento em grupo a pacientes portadores de fissura labiopalatina". In: MARCHESAN, I. Q.; ZORZI, J. L.; GOMES, I. C. D. (orgs.). *Tópicos em fonoaudiologia III*. São Paulo: Lovise, 1996, p. 585-602.

RIBEIRO, V. V. *et al.* "Grupo terapêutico em fonoaudiologia: revisão de literatura". *Revista Cefac*, dez. 2011. Disponível em: <http://www.scielo.br/scielo.php?pid=S1516-18462011005000131&script=sci_arttext>. Acesso em: 2 abr. 2012.

6. Gerenciamento em grupo de pacientes com disfagia orofaríngea neurogênica: a importância dos familiares e dos cuidadores

ANA MARIA FURKIM
FRANCIELE SAVARIS SÓRIA
FABIANI RODRIGUES DA SILVEIRA
FERNANDA PIZANI DUTRA
NATHÁLIA BUNN CHAVES

INTRODUÇÃO

AO LONGO DE MAIS DE 30 anos, as práticas fonoaudiológicas nas mais diversas áreas têm sido reconhecidas e solicitadas não apenas por outros profissionais da saúde, mas pela população em geral e por instituições particulares e governamentais. A fonoaudiologia expandiu de maneira tão significativa sua atuação que atualmente tem seis áreas de especialidade reconhecidas pelo Conselho Federal de Fonoaudiologia, a saber: audiologia, disfagia, fonoaudiologia escolar/educacional, motricidade orofacial, saúde coletiva e voz.

Dentro de cada uma dessas especialidades já encontramos subáreas de atuação. Com o avanço da tecnologia e o conhecimento em saúde, a tendência é que novas surjam. Uma das áreas recentemente reconhecidas pelo Conselho Federal de Fonoaudiologia (CRFa) é a disfagia. Nas duas últimas décadas o trabalho com pacientes disfágicos cresceu exponencialmente. É um mercado que ainda tem muitos profissionais especializados a absorver, considerando todas as instituições hospitalares e de reabilitação e o grande número de atendimentos domiciliares.

Em todas as especialidades de atendimento fonoaudiológico observa-se a formação de grupos fonoterapêuticos. Assistimos, na década de 1980, à formação de grupos de caráter preventivo para atender à demanda. O objetivo era diminuí-la, já que não havia profissionais suficientes para suprir essa necessidade (Corrêa, 1994).

Durante a realização desse trabalho, foi-se percebendo sua eficácia, o que fez que ele adquirisse contornos diferentes. Tinha início o trabalho planejado em grupo como espaço legítimo para troca de vivências e experiências (Panhoca e Leite, 2003; Marcucci e Panhoca, 2004).

Na saúde pública, o atendimento em grupo tem sido cada dia mais utilizado, constatando a necessidade de criar diferentes tipos de grupos e trabalhar com eles. Tal ideia auxilia na perspectiva da melhora da qualidade de vida na promoção à saúde, objetivando o trabalho no âmbito individual e coletivo. Tais ações devem estar embasadas em atividades educativas e dialógicas, tornando-se um agente facilitador (Brendler *et al.*, 1994; Friedman e Passos, 2007).

Não foi diferente na atuação dos fonoaudiólogos especialistas em disfagia. Inicialmente foram organizados grupos de orientação para pacientes sem prognóstico de reabilitação por via oral, de caráter paliativo, principalmente em instituições de reabilitação. Mas esse panorama se modificou com o tempo, como veremos a seguir.

A DEGLUTIÇÃO E A DISFAGIA OROFARÍNGEA

A DEGLUTIÇÃO É UM PROCESSO dinâmico e contínuo dependente de um conjunto de mecanismos neuromotores, coordenados pelo córtex cerebral, pelo tronco cerebral e pelos nervos encefálicos (Bass e Morrell, 1992). Segundo Macedo-Filho (2003), ela pode ser dividida em quatro fases: antecipatória, oral (ou de transporte), faríngea (ou orofaríngea) e esofágica.

O prejuízo no funcionamento de qualquer fase – ou entre as fases da deglutição – em consequência de comprometimento neurológico, mecânico ou psicogênico é definido como disfagia (Hafner, 2008).

Nas disfagias, fatores como permeação de alimento, saliva ou secreções na via aérea podem resultar em tosse, asfixia e aspiração traqueobrônquica, o que pode provocar infecções pulmonares. A diminuição da ingestão oral de alimentos causada pelo distúrbio do processo de deglutição gera problemas nutricionais, como a desidratação e a perda de peso. Todas essas complicações podem, inclusive, levar o indivíduo à morte (Yamada *et al.*, 2004; Steenhagen e Motta, 2006; Bilton e Couto, 2006; Wilkins *et al.*, 2007; Maciel, Oliveira e Tada, 2008; Botelho e Ferrero, 2002; Suzuki *et al.*, 2006).

As disfagias orofaríngeas frequentemente estão associadas a doenças ou traumas neurológicos, manifestando-se principalmente na fase oral e faríngea da dinâmica da deglutição (Doggett *et al.*, 2001). Isso ocorre em virtude de interrupção ou distúrbio em um ou mais estágios da complexa cadeia neuromuscular responsável pela deglutição (Buchholz e Robbins, 1997).

A prevalência de alterações na deglutição em consequência de doenças neurológicas é elevada, mas pouco conhecida (Ruiz de Leon e Clave, 2007). Estudos revelam que a disfagia orofaríngea acomete 16% a 22% da população acima de 50 anos, alcançando índices de 70% a 90% de distúrbios de deglutição na população mais idosa. Estima-se que 20% a 40% dos pacientes que sofreram acidente vascular encefálico apresentam disfagia, sendo comprovada aspiração em até 55% destes. A disfagia está presente em 95% dos pacientes com doença de Parkinson, mas apenas 15% a 20% percebem sua limitação funcional, queixando-se espontaneamente (Santoro, 2008).

A disfagia aparece como sintoma inicial da esclerose lateral amiotrófica em 10% dos pacientes, aumentando essa prevalência conforme a doença avança (Grisante e Stanich, 2006). Costa *et al.* (2008) realizaram um estudo com pacientes portadores de Alzheimer e constataram que a disfagia para alimentos líquidos ocorreu em 87,5% dos pacientes; no alimento pastoso, a média subiu para 100% dos casos, ficando em 62% nos alimentos sólidos. Já no traumatismo cranioencefálico a disfagia está presente em 25% a 61% dos pacientes (Horner *et al.*, 1991).

Ana Maria Furkim • Franciele Savaris Sória • Fabiani Rodrigues da Silveira • Fernanda Pizani Dutra • Nathália Bunn Chaves

A DISFAGIA E O TRABALHO EM GRUPO

DISFAGIA É O SINTOMA DE UMA DOENÇA de base que pode acometer qualquer parte do trato digestivo, da boca ao estômago (Donner, 1986). Esse transtorno da deglutição pode causar complicações clínicas como desnutrição, desidratação e aspiração traqueobrônquica de saliva, secreções e/ou alimentos, sendo potencialmente letal. Em geral, a disfagia tem origem neurogênica, mecânica ou psicogênica. Este capítulo discutirá basicamente a atuação com pacientes disfágicos de etiologia neurogênica, suas famílias, seus cuidadores e equipes de saúde envolvidos no atendimento.

Por ter caráter emergencial e consequências que poderiam deteriorar o estado clínico do doente, deu-se prioridade aos cuidados individuais, com técnicas bem controladas e segurança na reintrodução de via oral de alimentação com atendimento totalmente personalizado. Todos os planejamentos terapêuticos eram realizados e discutidos caso a caso.

No Brasil, no início da década de 1990, acreditava-se que até o paciente que não reagia a nenhum comando verbal e estivesse inconsciente deveria ser atendido, pois a falta de tratamento poderia provocar o aparecimento e aumentar a intensidade dos reflexos de defesa. Esse conceito é hoje amplamente discutido e muitos perguntam: se esse trabalho não melhorar a segurança da deglutição, o trabalho passivo pode aumentar o número de deglutições, aumentando assim a quantidade de aspiração? O tema segue polêmico e controverso, mas não existem evidências de que a terapia passivo-indutiva seja de fato eficaz para o retorno seguro de via oral de alimentação sem restrições.

Em meio a essa discussão surgiram os grupos de atendimento a pacientes disfágicos graves. Em nossa experiência, foram formados grupos de pacientes sem prognóstico de avanço da ingestão oral de alimentação com fonoterapia, e para os quais a equipe de saúde não tinha mais opções a oferecer – excetuando-se a indicação de vias alternativas de alimentação para manter o paciente nutrido e hidratado.

Os grupos eram realizados com os pacientes (crianças e adolescentes) e suas mães e tinham como objetivo, em um primeiro momento, ouvir as principais dificuldades das mães nos cuidados básicos (neurovegetativos) e orientar seu manuseio. As reuniões eram espaçadas aos poucos até se tornarem semestrais, para supervisão do caso. No entanto, as famílias eram orientadas a procurar a equipe de saúde sempre que achassem necessário.

É importante salientar, como já afirmou Maximino (2001), que os grupos não são aleatórios, mas um conjunto de pessoas com certas similaridades em relação à doença ou a seus sintomas e sinais, ou mesmo com semelhanças entre os cuidados que devem ser geridos no caso de pacientes com disfagia orofaríngea neurogênica não responsivos à terapia convencional.

Nesses grupos as dúvidas principais giravam em torno da melhor forma de realizar a higiene oral e de alimentar o doente (fosse por via alternativa ou por via oral). A estratégia para atender a essas necessidades e expectativas começava com o relato de cada uma delas sobre suas dificuldades e sobre como contornavam ou tentavam solucionar tais problemas. Ao se ouvirem e conhecerem as dificuldades ao redor e outras mães com os mesmos problemas, muitas encontravam soluções nas quais ainda não tinham pensado ou não tinham, até aquele momento, coragem de tentar realizar.

Essa dinâmica de não se ver mais só e se reconhecer em outras pessoas, identificando-se com indivíduos diferentes com problemas parecidos, foi extremamente enriquecedora para o grupo, muitas vezes sendo o fonoaudiólogo o intermediador desse conteúdo. Essa relação horizontalizada com familiares, cuidadores e pacientes dá a eles mais conforto e segurança. A superficialidade e a dificuldade de comunicação entre profissionais da área da saúde e pacientes já foram apontadas como alguns dos entraves na adesão deles às orientações (Maffacciolli e Lopes, 2005).

A impressão clínica foi de que, estando em uma situação mais confortável e segura, as adesões às orientações (que nesse contexto são mais realistas) eram significativamente maiores do que o trabalho com essa população individual.

Com essa percepção, os profissionais que conduziam os grupos iniciaram diferentes abordagens, realizando grupos apenas com as mães e grupos apenas com os cuidadores. A ideia de criar momentos e espaços diferenciados para esses dois grupos surgiu das necessidades próprias de cada um com o paciente – inclusive dos aspectos emocionais e afetivos dos cuidadores para com o paciente e das mães para com seus filhos.

Já os grupos chamados de grupos de terapia e/ou orientação propunham capacitar a família/o cuidador nas técnicas de indução e facilitação para pacientes não responsivos. Com a controvérsia sobre esse trabalho, formaram-se alguns grupos que acreditavam que o mais eficaz para pacientes graves (sem prognóstico de reabilitação por via oral e sem reação a comandos verbais) era manter uma boa higienização oral, promover o conforto e minimizar as intercorrências com indicação precoce de vias alternativas de alimentação.

Um dos grandes desafios em qualquer dos grupos sempre foi garantir a compreensão de todo o processo por parte do doente/família e cuidadores. Nem sempre o que é orientado é compreendido na íntegra, como o fonoaudiólogo idealizou. A percepção do outro e sua compreensão da mensagem dependem de sua lente (Maffacciolli e Lopes, 2005). A compreensão da mensagem enviada depende de experiências, percepções e emoções do receptor. Isso obviamente não garante a integralidade da mensagem.

Trabalhar com grupos como tratamento complementar vem se mostrando clinicamente mais abrangente do que a terapia convencional, pois o grupo consegue tratar as especificidades da patologia apresentada e em geral ocorre uma dinâmica interdisciplinar mais satisfatória, o que torna os grupos eficientes para o cuidado geral do indivíduo (Merlo, Jacques e Hoefel, 2001).

Para a programação em médio e longo prazo em grupos de objetivos realistas, o trabalho grupal, que valoriza o outro e suas experiências e parte desse referencial – em uma relação horizontalizada e não verticalizada –, é um processo complexo, que exige competente formação do intermediador fonoaudiólogo. Essa formação deve somar o conhecimento técnico-científico da especialidade da fonoaudiologia à sua constituição como terapeuta.

Necessitamos de mais estudos controlados na área da fonoaudiologia em disfagia para atestar a eficácia do trabalho em grupo, mas sem dúvida ele já tem lugar garantido nas estratégias das equipes de saúde (Bechelli e Santos, 2005).

Sobre a esse assunto, Villares, Redko e Mari (1999) acrescenta ainda

os seguintes benefícios ou possibilidades terapêuticas dos grupos: a pertinência a um espaço onde podem ser criados relacionamentos sociais; a reconstrução da possibilidade de laços afetivos, papéis sociais e códigos de convívio social; a diminuição do isolamento e a experimentação de novas maneiras de contato interpessoal; a ampliação do repertório de atividades expressivas, sociais, culturais, por meio do compartilhamento de projetos e da própria execução de atividades grupais; e a reconstrução de narrativas que ressignifiquem a própria história.

Parece haver concordância na literatura quanto à temática central dos grupos de orientação em saúde. A compreensão, por parte do doente, da família e do cuidador, do *funcionamento do corpo e de suas funções básicas* é vital para entender o processo de doença, seus sinais e sintomas. Permite em especial vislumbrar no significado de praticar o exercício de gerenciar essas informações e se apropriar desse processo (Martins et al., 2007).

No caso dos grupos de disfagia grave em pacientes sem prognóstico de reabilitação segura de via oral de alimentação sem restrições, o foco é melhorar sua qualidade de vida e diminuir a possibilidade de intercorrências clínicas, como pneumonias e desnutrição/desidratação. As estratégias mais utilizadas são a capacitação e a constante supervisão da higiene oral adequada e de uma postura corporal confortável e segura.

O TRABALHO EM GRUPO COMO PROMOÇÃO DE SAÚDE (ALIMENTAÇÃO SEGURA) E COMO PREVENÇÃO DE SINTOMA (TRANSTORNO DE DEGLUTIÇÃO)

COLOCAMOS AGORA COMO DESAFIO a discussão dos trabalhos em grupo da população não doente ou assintomática, na qual eles teriam o objetivo de promover a saúde e, às vezes, prevenir complicações. Um dos grupos que mais refletem essa realidade, no que se refere a possíveis transtornos de deglutição, é o dos idosos.

Já existem relatos de experiências e centros especializados nesse tipo de abordagem com bons resultados. As propostas incluem a participação efetiva do idoso no processo e a assistência qualificada no cuidado (Martins *et al.*, 2007). Na situação que de fato exigir um cuidador, este precisará estar apto a fazê-lo. Aquele que assumir a responsabilidade pelo idoso deve receber preparo para lhe prestar cuidados de forma adequada (Marin e Angerami, 2002).

Os grupos de orientação ao cuidador (seja ele parente ou profissional contratado) também podem ser configurados pela doença de base. Hoje é comum a organização de associações e entidades em torno de uma doença específica, como Parkinson e paralisia cerebral, entre outras. São entidades que reúnem especialistas, doentes, familiares e cuidadores com o objetivo de trocar informações, estudar e melhorar a qualidade de vida de pessoas com determinada doença. Nesses grupos encontramos fonoaudiólogos especializados em transtornos de deglutição que pretendem contribuir com essas metas.

Outro grupo que pode se beneficiar dos programas em grupo de promoção de saúde é o do aleitamento materno. Já nos casos em que se diagnosticou o transtorno de deglutição na prematuridade, o fonoaudiólogo pode atuar prevenindo intercorrências clínicas com grupos de mães, cuidadores e outros profissionais de saúde envolvidos no cuidado dessa população.

Com base no que foi delineado até aqui e na experiência no atendimento desses pacientes, acreditamos que o trabalho em grupo precise de algumas premissas para garantir mais adesão:

- relação horizontalizada entre profissionais, pacientes, familiares e cuidadores;
- material inicial a ser trabalhado originado da necessidade expressa pelo grupo;
- capacitação na normalidade da função da deglutição e do processo de alimentação por via oral;
- capacitação no processo de higiene oral e seu impacto no paciente com disfagia;
- compreensão da doença que causou a disfagia;
- compreensão do transtorno da deglutição;
- o impacto da disfagia para aquele paciente, família e cuidador em especial;
- material utilizado bem preparado, proporcionando uma boa compreensão a absorção do conteúdo, com imagens dinâmicas e esquemas de retroalimentação (*feedback*) constante.

O PACIENTE COM LESÃO ENCEFÁLICA ADQUIRIDA COM DISFAGIA

No QUE SE REFERE A PACIENTES que acabaram de sofrer um trauma cerebral e têm disfagia orofaríngea, não encontramos literatura que abordasse trabalho em grupo de pacientes na fase aguda. Alguns textos sugerem inicialmente a capacitação em reconhecimento da disfagia, como instrumento de triagem, dos grupos de profissionais que atendem esses pacientes: enfermeiros, fisioterapeutas, médicos, fonoaudiólogos, nutricionistas.

Em nosso país, o fonoaudiólogo tem reconhecimento e formação para realizar o manejo das disfagias orofaríngeas na triagem, fazer a avaliação clínica, participar da avaliação instrumental da videofluoroscopia da deglutição, bem como indicar e realizar fonoterapia para disfagias orofaríngeas.

CONSIDERAÇÕES FINAIS

A LITERATURA É REALMENTE ESCASSA de trabalhos em grupos de pacientes com disfagia, seus familiares e cuidadores, principalmente no que concerne a seus resultados. Assim, sugerimos aos profissionais refletir sobre o tema e propor estudos controlados para que possamos aprofundar e entender um trabalho que já está sendo realizado em algumas populações e locais específicos e pode ser muito promissor.

REFERÊNCIAS BIBLIOGRÁFICAS

BASS, N. H.; MORRELL, R. M. "The neurology of swallowing". In: GROHER, M. E. (org.). *Dysphagia: diagnosis and management*. Boston: Butterworth--Heinemann, 1992, p. 1-31.

BECHELLI, L. P. C.; SANTOS, M. A. "O terapeuta na psicoterapia de grupo". *Revista Latino-Americana de Enfermagem*, v. 13, n. 2, 2005, p. 249-54.

BILTON, T. L.; COUTO, E. A. B. "Fonoaudiologia em gerontologia". In: GORZONI, M. L. et al. *Tratado de geriatria e gerontologia*. Rio de Janeiro: Guanabara Koogan, 2006, p. 1174-6.

BOTELHO, J. J. T.; FERRERO, M. I. L. "Management of dysphagia in the institutionalized elderly patient: current situation. *Nutrición Hospitalaria*, v. 17, n. 3, 2002, p. 168-74.

BRENDLER, J. et al. *Doença mental, caos e violência: terapia com famílias à beira da ruptura*. Porto Alegre: Artes Médicas, 1994.

BUCHHOLZ, D. W.; ROBBINS, J. "Neurologic disease affecting oropharingeal swallowing". In: PERLMAN, A. L.; DELRIEU, K. S. *Deglutition and its disorders*. San Diego: Singular Publishing Group, 1997.

CORRÊA, M. B. "Considerações sobre terapia de grupo na clínica fonoaudiológica". In: LIER-DE-VITTO, M. F. (org.). *Fonoaudiologia: no sentido da linguagem*. 2. ed. São Paulo: Cortez, 1994, p. 39-46.

COSTA, A. M. S. et al. *Assistência de enfermagem ao paciente com Alzheimer*. Trabalho de conclusão de curso (Enfermagem), Universidade de Marília, Marília (SP), 2008.

DOGGETT, D. L. et al. "Prevention in elderly stroke patients by systematic diagnosis and treatment of dysphagia: an evidence-based comprehensive analysis of the literature". *Dysphagia*, v. 16, 2001, p. 279-95.

DONNER, M. W. "Dysphagia" [editorial]. *Dysphagia*, v. 1, n. 1, mar. 1986, p. 1-2.

FRIEDMAN, S.; PASSOS, M. C. "O grupo terapêutico em fonoaudiologia: uma experiência com pessoas adultas". In: SANTANA, A. P. et al. *Abordagens grupais em fonoaudiologia: contextos e aplicações*. São Paulo: Plexus, 2007, p. 138-63.

GRISANTE, A. I.; STANICH, P. "Esclerose múltipla: aspectos nutricionais e o papel de nutrientes específicos". *ConScientiae Saúde*, São Paulo, v. 5, 2006, p. 67-74.

HAFNER, G. "Fiberoptic endoscopic evaluation of swallowing in intensive care unit patients". *European Archives of Otorhinolaryngology*, v. 265, n. 4, 2008, p. 441-6.

HORNER, J. et al. "Dysphagia following brain-stem stroke. Clinical correlates and outcome". *Archives of Neurology*, v. 48, 1991, p. 1170-3.

MACEDO-FILHO, E. D. "Mecanismos protetores da deglutição". In: JACOBI, J. S.; LEVY, D. S.; SILVA, L. M. *Disfagia – Avaliação e tratamento*. Rio de Janeiro: Revinter, 2003, p. 18-25.

MACIEL, J. R. V.; OLIVEIRA, C. J. R.; TADA, C. M. P. "Associação entre risco de disfagia e risco nutricional em idosos internados em hospital universitário de Brasília". *Revista de Nutrição*, v. 21, n. 4, ago. 2008, p. 411-21.

MAFFACCIOLLI, R.; LOPES, M. J. M. "Educação em saúde: a orientação alimentar através de atividades de grupo". *Acta Paulista de Enfermagem*, São Paulo, v. 18, n. 4, 2005, p. 439-45.

MARCUCCI, V. C.; PANHOCA I. "A constituição do sujeito no grupo terapêutico fonoaudiológico: linguagem e identidade". In: Anais da 2.ª *Mostra Acadêmica da Universidade Metodista de Piracicaba e Congresso de Iniciação Científica* [CD-ROM]; Piracicaba: Universidade Metodista de Piracicaba, 2004.

MARIN, M. J. S.; ANGERAMI, E. L. S. "Caracterização de um grupo de idosas hospitalizadas e seus cuidadores visando o cuidado pós-alta hospitalar". *Revista da Escola de Enfermagem da USP*, v. 36, n. 1, mar. 2002, p. 33-41.

MARTINS, J. J. et al. "Necessidades de educação em saúde dos cuidadores de pessoas idosas no domicílio". *Texto & Contexto Enfermagem*, v. 16, n. 2, 2007, p. 254-62.

MAXIMINO, V. S. *Grupos de atividade com pacientes psicóticos*. São José dos Campos: Editora da Universidade do Vale do Paraíba, 2001.

MERLO, A. R. C.; JACQUES, M. G. C.; HOEFEL, M. G. L. "Trabalho de grupo com portadores de LER/Dort: relato de experiência". *Psicologia: Reflexão e Crítica*, v. 14, n. 1, 2001, p. 253-8.

PANHOCA I.; LEITE, A. P. D. "A constituição de sujeitos no grupo terapêutico fonoaudiológico: identidade e subjetividade no universo da clínica fonoaudiológica". *Distúrbios da Comunicação*, v. 15, n. 2, 2003, p. 289-308.

RUIZ DE LEÓN, A.; CLAVE, P. "Videofluoroscopia y disfagia neurogénica". *Revista Española de Enfermedades Digestivas*, v. 99, n. 1, 2007, p. 3-6.

SANTORO, P. P. "Disfagia orofaríngea: panorama atual, epidemiologia, opções terapêuticas e perspectivas futuras". *Revista Cefac*, v. 10, n. 2, 2008, p. 1-5.

STEENHAGEN, C. H. V. A.; MOTTA, L. B. "Deglutição e envelhecimento: enfoque nas manobras facilitadoras e posturais utilizadas na reabilitação do paciente disfágico". *Revista Brasileira de Geriatria e Gerontologia*, Rio de Janeiro, v. 9, n. 3, 2006.

SUZUKI, H. E. "Avaliação clínica e videofluoroscópica de pacientes com distúrbios da deglutição – Estudo comparativo em dois grupos etários: adultos e idosos". *Arquivos de Gastroenterologia*, v. 43, n. 3, São Paulo, jul.-set. 2006.

VILLARES, C. C.; REDKO, C. P.; MARI, J. J. "A concepções de doença por familiares de pacientes com diagnóstico de esquizofrenia". *Rev Bras Psiquiatr*, v. 21, n.1, 1999.

WILKINS, T. *et al*. "The prevalence of dysphagia in primary care patients: a HamesNet Research Network Study". *The Journal of American Board Family Medicine*, v. 20, 2007, p. 144-50.

YAMADA, E. K. *et al*. "A influência das fases oral e faríngea na dinâmica da deglutição". *Arquivos de Gastroenterologia*, v. 41, n. 1, São Paulo, 2004, p. 18-23.

7. Grupo de Parkinson e enfoque vocal: relato de experiência

MARIA RITA PIMENTA ROLIM
CLÁUDIA COSSENTINO BRUCK MARÇAL

As ALTERAÇÕES DEMOGRÁFICAS do último século, que se traduziram na modificação – e por vezes inversão – das pirâmides etárias, vêm determinando novas necessidades em saúde, com maior importância no aumento da longevidade. Apesar dos progressos na área da saúde, a realidade nos mostra que nos últimos anos de vida a suscetibilidade a enfermidades crônicas e incapacidades muitas vezes decorre em grande parte do envelhecimento, acompanhados de situações de fragilidade que, frequentemente, estão relacionadas com situações susceptíveis de promoção do autocuidado.

Com o envelhecimento, todas as pessoas saudáveis apresentam morte progressiva das células nervosas que produzem dopamina. Algumas, porém, perdem essas células (e consequentemente diminuem muito seus níveis de dopamina) num ritmo bastante acelerado e, assim, acabam por manifestar os sintomas da doença de Parkinson (DP). Não se sabe ao certo que motivos levam a essa perda progressiva e exagerada de células nervosas (degeneração), muito embora o empenho de estudiosos desse assunto seja digno de nota (Meneses e Teive, 1996).

A doença de Parkinson foi descrita pela primeira vez em 1817 pelo médico inglês James Parkinson: "Doença neurológica progressiva que afeta os centros cerebrais responsáveis pelo controle e regulação do movimento" (Reis, 2004, p. 15). É um distúrbio neurológico degenerativo progressivo, que afeta o bulbo olfatório e o nervo vago, caracterizado principalmente pela degeneração das células (neurônios) da camada ventral da parte compacta da substância negra. Tal degeneração resulta na diminuição da produção de dopamina, gerando um conjunto de sintomas caracterizados principalmente por distúrbios motores. Seu início costuma ser insidioso, e dificilmente o portador identifica o momento exato em que notou alguma mudança em si; em geral, são parentes ou pessoas próximas que percebem alterações sutis (Meneses e Teive, 1996). A incapacidade produzida pelos sintomas motores da doença caracteriza-se pelos principais sinais da doença: presença de tremor de repouso (sobretudo das mãos), rigidez muscular, bradicinesias que se traduzem por lentidão dos movimentos e dificuldade de iniciar movimentos voluntários, instabilidade postural por perda de reflexos posturais, além de alterações de voz e fala (Limongi, 2001). Entre toda a gama de sinais e sintomas que a configuram, distúrbios na área de comunicação envolvendo alterações de fonação e deglutição acometem 75% dos casos de forma significativa (Caldas, 2004).

Os casos de demência são comumente observados em pacientes com DP avançada, principalmente em idosos, embora tal fato não seja inteiramente compreendido. Além disso, uma proporção considerável de casos, podendo chegar a 40%, apresenta depressão em graus variados, que se manifesta nos pacientes por uma queda na motivação para praticar exercícios físicos e atividades associativas e na iniciativa para inovações. Eles ainda podem apresentar sintomas como melancolia, perda de apetite, fadiga, distúrbios do sono, perda da autoestima e ansiedade (Limongi, 2001; Reis, 2004).

A doença de Parkinson ocorre em todo o mundo, afetando pessoas de ambos os sexos, independentemente de raça ou classe social. Predomina em idosos, com início do quadro clínico geralmente entre 50 e 70 anos de idade, embora não seja rara a incidência mais precoce (Limongi, 2001; Caldas, 2004; Reis, 2004).

Sua prevalência aumenta de 0,6% aos 65 anos para 3,5% aos 85 e mais anos. No mundo inteiro são mais de dez milhões de pacientes. No Brasil, o número de portadores beira os 300 mil indivíduos, sendo uma das doenças crônicas neurodegenerativas mais comuns na população idosa (Gonçalvez, Alvarez e Arruda, 2007). Quanto ao tratamento, ainda não existem medicamentos capazes de interromper o curso da doença nem de evitá-la; os existentes visam ao controle dos sintomas com o objetivo de manter o portador com autonomia, independência funcional e equilíbrio psicológico, o que se obtém com a reposição de dopamina estriatal. A administração de levodopa é a terapia medicamentosa mais recomendada no controle satisfatório dos sintomas (Limongi, 2001).

Quando o paciente não reage mais à farmacoterapia, o tratamento neurocirúrgico – como a talamotomia ou a palidotomia – é utilizado (Limongi, 2001; Caldas, 2004; Reis, 2004). Entretanto, remédios e cirurgias não são os únicos recursos para combater os sintomas, sendo de fundamental importância os cuidados de enfermagem, de educação física, de fisioterapia, fonoaudiologia e terapia ocupacional, entre outros, desenvolvidos tanto individualmente quanto em grupo, para possível restituição da capacidade funcional, do bem-estar e da qualidade de vida (Caldas, 2004).

NÚCLEO DE ESTUDOS DA TERCEIRA IDADE DA UNIVERSIDADE FEDERAL DE SANTA CATARINA[1]

CRIADO PELA PORTARIA n. 484/GR/83, o Núcleo de Estudos da Terceira Idade da Universidade Federal de Santa Catarina (Neti/ UFSC) tem por objetivos a elaboração, sistematização, socialização e ampliação de conhecimentos de gerontologia, baseados no planejamento, desenvolvimento e avaliação de ações que – em consonância com a realidade universitária e comunitária – possam

---

1. Para mais informações, visite o site www.neti.ufsc.br.

integrar a população idosa ao meio acadêmico e comunitário, como sujeitos em transformação e transformadores, tendo em vista o estabelecimento de uma política de resgate do papel do idoso na sociedade brasileira.

O Neti baseia-se nos seguintes princípios norteadores:

- visão de homem como ser histórico que se realiza no mundo;
- consciência da possibilidade de aprender durante toda a existência;
- valorização da pessoa idosa, que se concretiza no reconhecimento de seu potencial e no incentivo ao seu engajamento responsável e participativo na sociedade;
- compreensão de que o idoso despertado para a ação renovadora, na área gerontológica, é o agente por excelência para interagir no equacionamento e na transformação das questões sociais.

Visando à valorização da terceira idade, o Núcleo tem como objetivos inserir o idoso no contexto acadêmico e comunitário, atuando em políticas sociais pertinentes, redescobrir, recriar, integrar, sistematizar e socializar o conhecimento de gerontologia de forma dinâmica, envolvendo e atribuindo valor a produção de todos os seus integrantes, planejar, desenvolver e avaliar atividades interdisciplinares, integrando ensino, pesquisa e extensão, e capacitar profissionais para atuar na área gerontológica, no sentido de assessorar (e/ou interagir com) instituições envolvidas em questões de envelhecimento.

Com enfoque na educação permanente, oferece cursos, grupos, oficinas e projetos voltados para alunos idosos, objetivando sua atualização e inserção social. O Núcleo também presta assessoria e consultoria à comunidade, por meio de parcerias com entidades governamentais e não governamentais.

Entre os grupos que fazem parte do Neti está o de Apoio aos Portadores da Doença de Parkinson e seus Familiares, que tem por missão apoiar os portadores e familiares para que enfrentem a doença e fortaleçam sua cidadania como usuários de serviço de saúde, acerca de suas reivindicações e controle social. Diante da perspectiva de reduzir as incapacidades de forma adequada às necessidades individuais e familiares, abordaremos a seguir a atitude de promoção de saúde associada à manutenção da qualidade de vida, assim como da participação social.

QUALIDADE DE VIDA E PROMOÇÃO DE SAÚDE

SEGUNDO A ORGANIZAÇÃO MUNDIAL de Saúde (OMS), saúde é definida como "estado de completo bem-estar físico, mental e social e não somente pela ausência de doença ou enfermidade" (Gonçalvez, Alvarez e Arruda, 2007). O conceito de qualidade de vida relacionada à saúde (QVRS) é bastante complexo e, em geral, a saúde é aceita como parte essencial da QV, que engloba um conceito multidimensional que reflete a avaliação subjetiva de satisfação pessoal pelo bem-estar físico, funcional, emocional e social (Paschoal, 2001). Nesse sentido, devemos considerar que o foco mais importante da qualidade de vida no âmbito da saúde é o conceito de promoção de saúde, centrada na capacidade de viver sem doenças ou de superar as dificuldades dos estados ou concepções de morbidade (Minayo, Hartz e Buss, 2000).

Do ponto de vista da coletividade, sendo o envelhecimento um fenômeno que diz respeito a todos os seres humanos, implica necessariamente todos os setores sociais, exigindo a sua intervenção e corresponsabilização na promoção da autonomia e da independência dos idosos e o envolvimento das famílias e de outros prestadores de cuidados profissionais (Alvarez, Schneider e Gonçalves, 2002).

Coloca-se, pois, a questão de pensar o envelhecimento ao longo da vida, numa atitude mais preventiva e promotora da saúde e da autonomia. Por isso, a OMS tem aconselhado e estimulado a incorporação da modalidade de prática nos programas de educação para o cuidado da saúde, com vistas a ajudar pessoas a enfrentar seus problemas desestruturadores do bem-estar e da qualidade de vida, sem sair de sua comunidade (Minayo, Hartz e Buss, 2000; Alvarez, Schneider e Gonçalves, 2002; Gonçalves, Alvarez e Arruda, 2007).

Considera-se necessário que o planejamento do cuidado seja um instrumento de atenção à saúde com grande potencial de construção de um plano integral e humanístico desenvolvido para obter a melhora da qualidade de vida. Torna-se fundamental um processo de avaliação contínuo para adequar as novas estratégias de intervenção quando necessário (Alvarez, Schneider e Gonçalves, 2002).

Diante disso, a necessidade prática tem demonstrado, pelas muitas experiências positivas de grupos de ajuda mútua que prestam apoio psicossocial às pessoas que passam por traumas e estresse, que esse tipo de organização é um recurso valioso e pouco oneroso na preservação da saúde da coletividade que vivencia percalços de vida de difícil enfrentamento (Gonçalves, Alvarez e Arruda, 2007).

Nessa perspectiva, nosso trabalho do projeto de extensão universitária, denominado "Terapia vocal em grupo de portadores de Parkinson" (protocolo de aprovação n. 2011.3635), é desenvolvido dentro do Programa Grupo de Apoio aos Portadores da Doença de Parkinson e seus Familiares, no Núcleo de Estudos da Terceira Idade da Universidade Federal de Santa Catarina (Neti/UFSC). O Grupo de Apoio tem a concepção de uma estratégia de cuidado grupal, integrando pessoas que compartilham situações de vida similares, constituindo-se em um programa com significativo impacto no processo de viver de seus integrantes, pois se trata de um espaço apoiado em relações de confiança que possibilita a livre expressão de sentimentos e o compartilhar de vivências, informações sobre a doença e estratégias de cuidado. Isso promove o apoio necessário ao enfrentamento de perdas progressivas e limitações impostas pelo problema vivenciado, favorecendo a autonomia, a independência e o empoderamento das pessoas, resultando na manutenção ou na criação de novos vínculos sociais. Nesse grupo são oferecidos projetos de extensão nas áreas de educação física, fonoaudiologia, cognição e fisioterapia, nos quais os portadores de DP podem se inserir.

TERAPIA VOCAL EM GRUPO COM PORTADORES DE PARKINSON

ALTERAÇÕES DA QUALIDADE DA VOZ, da fala e até mesmo da linguagem, além das dificuldades de deglutição, são sintomas observados na DP que prejudicam a comunicação oral, pois todo o mecanismo fonatório na DP encontra-se afetado, uma vez que funções neuromusculares são necessárias para a produção de fala inteligível (Ramig, 2001; Behlau, 2001).

As alterações da voz e da fala na DP constituem, em conjunto, o que se denomina disartria hipocinética ou disartrofonia e caracterizam-se por monotonia e redução da intensidade da voz, articulação imprecisa e distúrbios do ritmo. Tais problemas de comunicação podem favorecer o isolamento social (Behlau, 2001). Os distúrbios da voz decorrem de três fatores principais: restrições na modulação da frequência e da intensidade, redução da intensidade e alterações da qualidade. Por sua vez, os distúrbios da articulação resultam em imprecisão na emissão de consoantes e decorrem da redução dos movimentos dos lábios e da língua em seus diversos pontos e modos de articulação. Comprometimento da coordenação dos movimentos respiratórios e das funções de ressonância, embora presente em graus variáveis, não resulta em piora da inteligibilidade da fala (Ramig, 2001; Behlau, 2001). De acordo com estudos recentes, o fator decisivo para a redução da inteligibilidade da comunicação oral na DP é a redução da intensidade vocal (Coutinho *et al.*, 2009).

Dessa forma, muitos pacientes experimentam piora gradual de sua capacidade de comunicação à medida que a doença progride, pois, frequentemente, o tratamento farmacológico é menos eficaz no que diz respeito à disartrofonia quando comparado com outras manifestações clínicas (Ramig, 2001).

Tradicionalmente, o tratamento fonoaudiológico para as alterações vocais do indivíduo parkinsoniano envolve três abordagens distintas: mioterapia, coordenação das estruturas de fala e respiração (Gasparini, Diaféria e Behlau, 2003). Em geral, é realizado de uma a duas vezes por semana, enfatizando a articulação, a velocidade e a prosódia. A literatura mostra evidências de nível I para o método de reabilitação Lee Silverman Voice Treatment (LSVT®), que enfoca o nível laríngeo para o tratamento dos desvios de voz e fala de indivíduos com DP (Behlau, 2001).

Sob a perspectiva de promoção de saúde vocal foram traçados objetivos específicos para elevar a qualidade de vida dos integrantes do grupo de portadores da DP no intuito de melhorar sua comunicação e fazê-los readquirir parte de sua autonomia dentro das limitações impostas pela doença. Também se visou ampliar a capacidade de enfrentamento da doença com os seguintes objetivos: identificar as necessidades individuais e coletivas, estabelecer um plano terapêutico intervindo sobre as necessidades identificadas e reavaliar as intervenções e readequá--las conforme as necessidades identificadas.

Do ponto de vista organizacional, descreveremos a seguir a finalidade, nossa população-alvo e as estratégias de intervenção abordadas na terapia vocal em grupo com portadores de Parkinson.

FINALIDADE

Baseando-nos no princípio fundamental de que a responsabilidade com a saúde estende-se por toda a vida, partindo de um olhar ampliado, sem nos restringirmos apenas à patologia, e promovendo ao mesmo tempo a participação ativa dos integrantes do grupo, propomos um modo diferenciado de ação, atendendo em grupo e utilizando musicoterapia e fonoaudiologia em um grupo de portadores de DP.

Nesse sentido, também contribuindo para a atuação sobre os determinantes da perda de autonomia e de independência, pretendemos realizar um trabalho numa visão integradora, focando na comunicação objetiva dos portadores de DP, por meio da convivência em grupo, e estimulando a produção individual para um convívio social adequado.

POPULAÇÃO-ALVO

O grupo de portadores de DP é formado por 25 indivíduos, 76% do sexo masculino e 24% do sexo feminino, sendo alguns acompanhados de seus familiares e/ou cuidadores.

ESTRATÉGIAS DE INTERVENÇÃO

As estratégias de intervenção utilizadas no projeto baseiam-se em técnicas e procedimentos que visam trabalhar as áreas da comunicação, expressão corporal e facial.

Primeiro realizamos a Avaliação do Perfil de Extensão Vocal com o *software* Vocalgrama de CTS Informática. A avaliação desse programa consiste na contagem numérica em quatro situações de fala. Iniciamos com a fala habitual (média), depois com voz fraca, forte e muito forte. Após nove meses de intervenção, reavaliamos utilizando o mesmo *software*.

O programa é realizado com encontros semanais, com duração de uma hora e meia, na Associação Comunitária do Jardim Santa Mônica (Acojar), em Florianópolis (SC). Os encontros têm a participação de alunos do curso de Fonoaudiologia, bolsistas da Pró-Reitoria de Assuntos Estudantis (Prae) da Universidade Federal de Santa Catarina (UFSC), da professora do curso de Fonoaudiologia da UFSC, coordenadora do projeto de terapia vocal, e de uma musicoterapeuta voluntária no projeto.

Em todos os nossos encontros, iniciamos com exercícios que visam à propriocepção corporal com enfoque na região cervical associados à coordenação fonorrespiratória, focalizando assim o nível laríngeo com emissões de sons facilitadores. Em seguida, inserimos exercícios miofuncionais, isotônicos e isométricos, objetivando a melhoria da expressão facial e a articulação dos sons da fala. Depois são sugeridos exercícios específicos da função vocal, que visam aumentar a intensidade vocal, aprimorar a precisão articulatória em sequência e equilibrar a ressonância.

No final do encontro, por intermédio da música, promovemos o prazer na atividade, estimulamos a comunicação e o ritmo, trabalhamos a respiração, a melhora na qualidade vocal e na expressão integral, a atenção e memorização, ajudando a automatizar os novos comportamentos.

Todas as atividades propostas no grupo desenvolvem a inter--relação pessoal, contribuindo na integração social, com apresentações em público do repertório musical trabalhado.

CONSIDERAÇÕES FINAIS

EM NOSSA VIVÊNCIA, O GRUPO DE PARKINSON, além de corresponder a um novo espaço de identificação de apoio social para os portadores e seus familiares, favorece a constituição de uma rede ampliada útil às demandas do grupo na perspectiva da integralidade da pessoa.

A relação interpessoal do grupo nos permite dizer que nosso trabalho promove mudanças na qualidade de vida dos pacientes. É importante salientar que os participantes obtiveram melhoras em suas performances vocais, melhor fixação dos parâmetros vocais trabalhados por meio da música, o que proporcionou uma interação entre eles e os alunos que participam do grupo. Percebemos a alegria e a assiduidade com que chegam ao encontro, o prazer em executar as atividades propostas e, segundo relatos, a melhora na comunicação em geral e na autoestima, bem como o compartilhar de suas necessidades e conquistas com o grupo – o que eleva a qualidade de vida dos portadores e seus familiares. A realização desse trabalho em grupo demonstra ser de grande valia, pois proporciona o exercício da gestão do cuidado, a valorização do trabalho em equipe e a complexidade de desenvolver cuidados individuais e coletivos.

Vale destacar a afirmação de Matumoto (1998, p. 56):

> Compreender melhor a relação entre pessoas portadoras de um agravo poderia ajudar a elaborar melhor as estratégias para o resgate do humano, da cidadania e da vida na saúde. Na posição de trabalhadores de saúde, temos a responsabilidade social de lidar com necessidades, dores e sofrimentos do outro. É essencial nos questionar constantemente no dia a dia da nossa prática sobre esse *outro* com quem me relaciono: quem é esse outro? Como me relaciono com ele? Para quê?

Acreditamos que esse exercício em grupo possa vir a criar espaços de mudanças na saúde, reforçando a prática da humanização do cuidado – essência de nossa atuação como futuros profissionais de saúde.

REFERÊNCIAS BIBLIOGRÁFICAS

ALVAREZ, A. M.; SCHNEIDER, P.; GONÇALVES, L. H. T. "Grupo de ajuda mútua de familiares de idosos portadores de Doença de Alzheimer e doenças similares do HU/UFSC". *Revista Ciência & Saúde Coletiva*, v. 21, n. 2, 2002, p. 54-66.

BEHLAU, M. *Voz: o livro do especialista*. Rio de Janeiro: Revinter, 2001.

CALDAS C. P. *A saúde do idoso: a arte de cuidar*. Rio de Janeiro: Editora da Uerj, 2004.

COUTINHO, S. B. et al. "Voz e fala de parkinsonianos durante situações de amplificação, atraso e mascaramento". *Pró-Fono Revista de Atualização Científica*, v. 21, n. 3, jul.-set. 2009, p. 219-24.

FERREIRA-BRITO, L. *Integração social e educação dos surdos*. Rio de Janeiro: Babel, 1993.s

GASPARINI, G.; DIAFÉRIA, G.; BEHLAU, M. "Queixa vocal e análise perceptivo--auditiva de pacientes com doença de Parkinson". *Revista de Ciências Médicas e Biológicas*, Salvador, v. 2, n. 1, jan.-jun. 2003, p. 72-6.

GONÇALVES, L. H. T.; ALVAREZ A. M.; ARRUDA, M. C. "Pacientes portadores da doença de Parkinson: significado de suas vivências". *Acta Paulista de Enfermagem*, v. 20, n. 1, 2007, p. 62-8.

LIMONGI J. C. P. (org.). *Conhecendo melhor a Doença de Parkinson: uma abordagem multidisciplinar com orientações práticas para o dia a dia*. São Paulo: Plexus, 2001.

MARTINS, S. E. O. S.; GIROTO, C. R. M.; KUMADA, K. M. "Inclusão educacional e Libras: acolhimento ao aluno surdo no ensino regular". In: PINHO, S. Z.; OLIVEIRA, J. B. B. (Org.). Núcleos de Ensino da UNESP: artigos dos projetos realizados em 2007. Núcleos de Ensino da UNESP: artigos dos projetos realizados em 2007. 1. ed. São Paulo: Cultura Acadêmica – UNESP, 2011, v. 1, p. 771-89.

MATUMOTO, S. *O acolhimento: um estudo sobre seus componentes e sua produção em uma unidade da rede básica de serviços de saúde*. Dissertação (Mestrado em Enfermagem), Universidade de São Paulo, Ribeirão Preto (SP), 1998.

MENESES, M. S.; TEIVE, H. A. G. *Doença de Parkinson: aspectos clínicos e cirúrgicos*. Rio de Janeiro: Guanabara-Koogan, 1996.

MINAYO M. C. S.; HARTZ, Z. M. A.; BUSS, P. M. "Qualidade de vida e saúde: um debate necessário". *Revista Ciência & Saúde Coletiva*, v. 5, n. 1, 2000, p. 7-18.

PASCHOAL, S. M. P. *Qualidade de vida no idoso: elaboração de um instrumento que privilegia sua opinião*. Dissertação (Mestrado em Saúde Pública), Universidade de São Paulo, São Paulo (SP), 2001.

RAMIG, L. O. "Changes in vocal loudness following intensive voice treatment (LSVT) in individuals with Parkinson's disease: a comparison with untreated patients and normal age-matched controls". *Movement Disorders*, v. 16, 2001, p. 79-83.

RAMIG L. O. *et al.* "Intensive voice treatment (LSVT) for patients with Parkinson's disease: a 2 year follow up". *Journal of Neurology, Neurosurgery & Psychiatry*, v. 71, 2001, p. 493-8.

REIS, T. *Doença de Parkinson: pacientes, familiares e cuidadores*. Porto Alegre: Pallotti, 2004.

8. Atuação interdisciplinar com grupo de pais ouvintes de crianças surdas sob a perspectiva bilíngue

CLAUDIA REGINA MOSCA GIROTO
SANDRA ELI SARTORETO DE OLIVEIRA MARTINS

INTRODUÇÃO

CONFORME EXPLICITADO POR KYLE (1999), a apropriação de uma língua de sinais pode ocorrer de forma rápida e espontânea, desde que a criança surda tenha acesso a essa modalidade de linguagem o mais cedo possível, antes mesmo de seu ingresso na escola. Sob tal perspectiva, o contato com essa modalidade de linguagem, no núcleo familiar, assume crucial importância para o desenvolvimento linguístico requerido para a interação dessa criança com seu meio social. Decorre dessa premissa, portanto, a necessidade de a criança surda, filha de pais ouvintes, bem como de sua família, se relacionar com outros surdos usuários de língua de sinais.

Entretanto, Sixtel, Cardoso e Goldfeld (2006) chamam a atenção para o fato de que os pais ouvintes em geral sentem-se desmotivados a fazer uso da modalidade de linguagem sinalizada nas situações interlocutivas cotidianamente vivenciadas com seus filhos surdos. Essas autoras consideram que é extremamente difícil para um adulto monolíngue, principalmente aquele com baixa escolaridade e uso restrito da metalinguagem na sua língua materna, aprender uma segunda língua. Também identificam como justificativa para tal desmotivação da família ouvinte o fato de a utilização da língua de sinais incomodar por expor à sociedade, e a si própria, a surdez do filho – cuja condição, muitas vezes, essa família não conseguiu aceitar.

Independentemente dos motivos que impedem ou dificultam a utilização da língua de sinais pelo núcleo familiar ouvinte, se a criança surda é levada a conviver apenas com pessoas ouvintes, sem contato com outros surdos, sua condição tende a ser ocultada e depreciada. O estigma de deficiente agrava-se a cada dificuldade que encontra para se equiparar com o ouvinte. É desejável, portanto, que o surdo se mantenha sempre em contato com outros surdos, se relacione com seus pares sem se isolar da comunidade majoritária, de forma que tenha condições de constituir sua identidade como surdo, com potencialidades e habilidades que podem ser exploradas (Dizeu e Caporalli, 2005), em detrimento da ênfase na condição estigmatizante de "pessoa com deficiência" (Martins, Giroto e Kumada, 2011).

Nesse sentido, para que o surdo possa constituir sua identidade e se reconhecer como tal, a interação com outros surdos favorece o desenvolvimento da percepção de si mesmo, dos seus costumes, da sua língua, bem como de sua condição e das implicações que dela decorrem, de acordo com a forma como tal condição é vista em seu meio social. Dessa forma, ao se considerar que, por intermédio das relações sociais, o sujeito tem possibilidade de acepção e representação de si próprio e do mundo (definindo suas características e seu comportamento diante dessas vivências sociais), constituir-se como sujeito em seu núcleo familiar, por meio da modalidade sinalizada, será fundamental para as práticas interacionais e discursivas com as quais o surdo deparará nos contextos educacional e social (Jacob, Goldfeld e Prado, 2006).

Porém, antes de ingressar na escola, muito há de se considerar sobre o processo de desenvolvimento linguístico do surdo. Entre outros aspectos perpassa, no entorno desse desenvolvimento, o significado de ter um filho surdo em uma família de pais ouvintes. Portanto, como considerar as especificidades das interações dialógicas entre pais ouvintes e filhos surdos, na medida em que ambos buscarão interagir usando sistemas linguísticos diferentes? Quais as implicações desse contexto no desenvolvimento linguístico dos surdos? Como a apropriação da modalidade de linguagem sinalizada pode ser assegurada aos surdos filhos de pais ouvintes, uma vez que em geral não interagem por meio da Língua Brasileira de Sinais (Libras)?

SUBSÍDIOS DA ABORDAGEM BILÍNGUE PARA O DESENVOLVIMENTO DE PROGRAMAS BILÍNGUES EM LIBRAS: O PAPEL DA FAMÍLIA

RANGEL E STUMPF (2004) apontam que no Brasil o acesso do sujeito surdo a um sistema linguístico tem sido enfatizado, tradicionalmente, apoiado na perspectiva oralista, centrada em práticas distantes dos usos sociais da linguagem. Essas mesmas práticas descontextualizadas também subsidiam o ensino da leitura e escrita (Balieiro e Gallo, 2003).

Com os insucessos na apropriação da língua majoritária (nas modalidades oral e escrita), subsidiada pela abordagem oralista, e com a crescente divulgação de estudos questionando a eficácia dessa perspectiva, aumentam cada vez mais os estudos sobre a modalidade sinalizada de linguagem, mais especificamente, no Brasil, sobre a Libras.

Sob a abordagem educacional bilíngue tem sido proposto o acesso do surdo a duas línguas: a de sinais e a oficial do país. Ambas as línguas, nessa perspectiva, não podem ser utilizadas simultaneamente pelo fato de possuírem estruturas diferentes[1].

O conceito mais importante que a abordagem bilíngue defende está relacionado ao fato de os surdos usarem uma língua própria. A noção de que o surdo deve, a todo custo, aprender a modalidade oral da língua oficial de seu país para se aproximar o máximo possível do padrão de normalidade é rejeitada nos programas educacionais bilíngues. Isso não significa que a aprendizagem da segunda língua não seja importante para os surdos; ao contrário, esse

---

1. O estudo de Ferreira-Brito (1993) traz importantes considerações sobre essa questão.

aprendizado é bastante desejado, principalmente quando se considera a possibilidade de apropriação da escrita também como forma de garantia de inclusão educacional e social.

No entanto, Souza (1996) aponta que a concepção de sujeito bilíngue na práxis pedagógica tem sido tema de grandes polêmicas entre seus proponentes. Isso porque, assegura a autora, não se tem muito claro qual deveria ser a segunda língua ou mesmo se ela seria necessária à vida desses indivíduos.

Goldfeld (2006) salienta que podem ser observadas duas tendências na defesa da abordagem educacional bilíngue. A primeira considera que a criança surda deve se apropriar da língua de sinais e da modalidade oral da língua de seu país, sendo posteriormente alfabetizada nesta. A segunda propõe que a criança aprenda a língua de sinais como primeira língua, devendo a língua portuguesa ser ensinada apenas na modalidade escrita. Entretanto, ambas as concepções concordam que os surdos devem ser expostos à língua de sinais o mais cedo possível.

No Brasil, ainda são raros os estudos que revelam como essas práticas bilíngues têm influenciado os contextos familiar, educacional e social. São poucas as condições oferecidas aos familiares ouvintes de crianças surdas quanto à apropriação da Libras, a fim de favorecer a aproximação linguística entre eles (Lodi, Harrison e Campos, 2004; Giroto e Leme, 2005; Martins *et al.*, 2005; Martins e Giroto, 2008; Martins, Giroto e Kumada, 2011; Giroto *et al.*, 2011).

Em relação ao contexto educacional, as atuais políticas públicas de educação inclusiva reconhecem a Libras[2] como o sistema de uma parcela significativa de surdos brasileiros e o aprendizado da

2. Designa a Língua Brasileira de Sinais como a língua oficial da comunidade surda brasileira, a partir da Lei n. 10.436, de 24 de abril de 2002. Essa lei também dispõe sobre a organização de cursos de Libras na formação de professores e fonoaudiólogos. Tal medida pode resultar na ampliação da formação de profissionais capacitados para atuar como intérpretes nas escolas em que houver surdos matriculados. Essa medida, entre outras, poderá contribuir para a inclusão social e educacional desses indivíduos no sistema regular de ensino.

língua portuguesa como segunda língua (Brasil, 2008 e 2009). Apesar disso, são mínimas as condições para que essa modalidade de linguagem seja efetivamente viabilizada como facilitadora da instauração de situações discursivas, a exemplo da atual situação da rede de ensino, visto que as especificidades sobre o desenvolvimento cognitivo, linguístico e cultural dos surdos nessa modalidade são pouco consideradas na formação continuada de professores e de profissionais responsáveis pelo processo de escolarização desses indivíduos (Martins e Giroto, 2008; Giroto, Martins e Poker, 2010; Giroto et al., 2011). Estes estão inseridos em classes do ensino regular e continuam a ser segregados, além de sofrer as consequências decorrentes de julgamentos equivocados acerca da condição de deficiente por terem salientadas diferenças que, muitas vezes, não decorrem diretamente da deficiência em si, mas das condições em que esta é considerada (Omote, 1995 e 2004; Almeida, 2000). Agrava essa situação a homogeneização no atendimento educacional direcionado aos alunos surdos, que desconsidera a diversidade de perfis linguísticos apresentados por alunos surdos, apenas para citar alguns aspectos que constituem entraves para a aplicação da abordagem bilíngue.

Assim, nem sempre essa abordagem tem sido considerada um caminho fácil a percorrer. Aspectos que envolvem orientações que ajudam os familiares a compreender e superar as dificuldades impostas pela surdez têm se tornado ponto central nas reflexões empreendidas por profissionais que atuam nessa perspectiva.

Ao relatar a experiência de orientação de familiares de surdos, Batista, Saliés e Goldfeld (2006) revelaram dados interessantes sobre o processo. Entre eles, relataram que mães ouvintes de crianças surdas tinham dúvidas sobre como explicar situações do cotidiano e ideias abstratas nas situações de mediação da linguagem.

Sixtel, Cardoso e Goldfeld (2006) indicam que essa situação pode ser superada à medida que as interações discursivas na família ocorram independentes da modalidade de linguagem a ser escolhida – se língua oral (a língua portuguesa) ou se em língua de sinais (Libras), cuja eleição dependerá, na visão dessas autoras, mais exclusivamente da maneira como as crianças surdas e familiares ouvintes constituirão suas interações linguísticas.

Exemplos de mediação discursiva mais produtiva, nessa perspectiva, podem ser analisados no trabalho de Couto e Lichtig (2007). Ao descreverem a utilização de práticas bimodais de linguagem (fala acompanhada de gestos), em que os pais apontaram como tentavam chamar a atenção dos filhos na instrução e/ou finalização de algumas tarefas de ordens de extensão curta e simples, as autoras mostraram que os pais sempre buscavam interagir com os filhos por intermédio da Libras. Em outras palavras, relataram que tais momentos caracterizavam-se por situações em que ocorria a assimetria na interação pai-criança, depois da tentativa do pai (fluente na oralidade) de ajustar suas ações com as da criança (usuária da língua de sinais). O objetivo era negociar elementos específicos do repertório de cada um para que se transformassem em elementos de conhecimento comum.

Em um estudo desenvolvido por Sixtel, Cardoso e Goldfeld (2006), os sinais valorizados pelos pais e pelos surdos foram os que atendiam às necessidades imediatas, como ordens simples ou um vocabulário de alta frequência. Assim como nas práticas de interação verbal, a ideia presente se amparava no pressuposto das dificuldades impostas pela surdez, que impede o surdo de ter o *feedback* auditivo e, consequentemente, a compreensão da linguagem oral, fazendo os interlocutores prenderem-se ao que é "dito" no concreto. No caso relatado pelas autoras, pais revelaram essa experiência para organizar as suas aproximações linguísticas nas práticas bimodais de linguagem descritas.

Ainda que se possa concordar que tais práticas sejam avaliadas positivamente, não se pode desconsiderar o esforço que pais e surdos fizeram para interagir em situações mais diretas e em casos de necessidade imediata ("aqui e agora"), mesmo utilizando os sinais. Embora tal estudo sirva de referência para o planejamento de programas que visem à orientação a familiares, sob a perspectiva educacional bilíngue – pois buscou apontar, entre outros aspectos, aqueles mais favoráveis à instauração de práticas discursivas –, cabe salientar que os momentos de interação descritos por essas autoras reiteram as dificuldades que os familiares ouvintes e surdos enfrentam nas práticas discursivas, ao deixarem de explorar formas mais complexas de linguagem, por meio do uso da Libras, em contextos narrativos, argumentativos, de narração de histórias, de uso de parábolas etc.

Na visão de Dizeu e Caporalli (2005), os programas bilíngues não podem deixar de enfatizar orientações sobre o valor da Libras para o desenvolvimento cognitivo, afetivo e emocional da criança surda, assim como devem explorar as possibilidades de interação com seus pares, sejam eles ouvintes ou não, que essa língua oferece. Dito de outra maneira, devem possibilitar ao surdo e a seus familiares dialogar de forma clara, trocar informações e impressões, contar sobre suas brincadeiras, apreender conhecimentos que, segundo esses autores, pouparia aos pais e aos filhos surdos transtornos e prejuízos, principalmente de ordem emocional, a que estão submetidos.

A falta de suporte familiar, portanto, no que tange à utilização de uma modalidade de linguagem pela qual o surdo possa efetivamente se constituir em sujeito, acarretará, em grande medida, resultados insatisfatórios no desenvolvimento de linguagem, o que afetará de maneira irremediável a dinâmica da família, uma vez que ela é o alicerce para a criança e quando tal base não está firme podem advir consequências expressas em emoções como agressividade, timidez e baixa autoestima, entre outros.

Dessa forma, Dizeu e Caporalli (2005) reiteram a importância de a família entrar em contato com a língua de sinais o mais rápido possível. Além disso, reforçam que quando a família aceita a surdez e a Libras como uma modalidade linguística viável e passa a utilizá-la com a criança surda impulsiona seu desenvolvimento linguístico. A família, então, exerce papel determinante no estabelecimento da língua de sinais, como língua funcionante no discurso da criança surda nos primeiros anos de vida que antecedem o ingresso escolar.

Em concordância com Souza (1996), este artigo defende que o trabalho de orientação aos familiares na apropriação da Libras, na perspectiva bilíngue, deve subsidiar-se na concepção de linguagem constitutiva do sujeito – que, por sua vez, constrói as significações pela própria linguagem, em momentos discursivos, e não pela concepção em que a Libras é simplesmente interpretada como um meio de comunicação, relegada à condição de mero recurso a ser empregado em situações descontextualizadas e pouco expressivas para o surdo.

Sob uma abordagem constitutiva de linguagem, a apropriação de uma modalidade de linguagem ocorre nas e pelas interações estabelecidas pela criança, pois a apropriação de um sistema linguístico se constitui nas e pelas práticas sociais, que também permearão a reorganização de seus processos mentais. Dito de outro modo, a linguagem tem grande importância na formação da consciência ao promover a ampliação da percepção de mundo e assegurar o processo de abstração e generalização, sendo, assim, o elo de ampliação de informação e cultura entre a criança e o mundo (Reis, 1997).

Assim, se em tais práticas sociais a audiência/sociedade enxerga a condição de surdez de forma distorcida, tal percepção certamente terá algum tipo de impacto também na compreensão que o surdo tem si de próprio. De acordo com Fernandes (2006), o processo de estabelecimento de diferenças vem sendo constituído, em geral, nos espaços dialógicos de alteridade. No caso da surdez, o outro é sempre um "desvio" que constitui um "problema" e justifica nosso modo "normal" de existir, de modo que acima do sujeito está a sua deficiência.

Cabe considerar que, sob uma percepção distorcida das diferenças, a modalidade sinalizada em detrimento da linguagem oral, numa sociedade em que a língua majoritária requer e valoriza a integridade da função auditiva, faz que a condição de surdez seja entendida de uma ótica negativa, sob a qual o surdo acaba sendo silenciado pelo ouvinte por não ser compreendido. Em igual medida, surdos filhos de pais ouvintes enfrentam, em muitas situações, a resistência de interlocutores surdos usuários da Libras, filhos de pais surdos, por não serem considerados, por tais interlocutores, representantes legítimos da modalidade de linguagem sinalizada (Fernandes, 1999 e 2006).

Jacob, Goldfeld e Prado (2006) esclarecem que o contexto socioeconômico e familiar dos pais da criança surda precisa ser levado em consideração, existindo grande assimetria entre os valores e as percepções de pessoas letradas, com boas condições econômicas, e pessoas iletradas, que vivem em condições de pobreza. Com isso, chamam a atenção para a importância do acolhimento e da orientação diferenciados, compatíveis com a realidade e a demanda das famílias. Em seu estudo, buscaram no trabalho psicológico acolher os familiares das crianças com surdez que começam, após o reconhecimento do diagnóstico, a lidar com a "diferença" de seu filho. E, dessa forma, buscaram alcançar maior interação entre os pais e a criança, de modo que, com brincadeiras, jogos e outras trocas linguísticas informais (conversas, explicações, ensinamentos etc.), pudessem favorecer as práticas de linguagem. Tal direcionamento de ações com familiares ouvintes de surdos, antecipado também por Souza (1996), se justificou pela compreensão de que as manifestações discursivas inconsistentes têm sido consideradas o maior obstáculo para a inclusão social, que também abrange o contexto familiar e educacional de uma porcentagem da população de surdos em nosso país.

Ao tratar dos programas de intervenção que envolvem a família e da abordagem bioecológica de Brontenbrenner como possibilidade de investigação mais profunda dos processos que ocorrem na família e em outros ambientes, dependendo uns dos outros, Dessen e Pereira-Silva (2004), referiram que não se tem clareza a respeito de como as intervenções influenciam as famílias. Entretanto, conseguiram demonstrar que não há dúvidas quanto ao fato de sua participação em programas de intervenção proporcionar uma mudança importante na dinâmica e no funcionamento familiar. Embora seja necessário buscar mais informações sobre a importância atribuída à Libras, por parte de familiares ouvintes de crianças surdas, deve-se considerar que, se há atribuição significativa de valor a essa modalidade, espera-se que a aceitação da língua de sinais seja proporcionalmente maior. Contudo, para chegar a tal hipótese, a família deve, necessariamente, na visão desses autores, demonstrar sua percepção positiva sobre as possibilidades de acesso do uso da Libras na mediação de situações discursivas com o filho surdo.

BREVE DESCRIÇÃO A RESPEITO DO PROGRAMA INTERDISCIPLINAR DE ATENDIMENTO BILÍNGUE A SURDOS, FAMILIARES E PROFESSORES

COM BASE NAS IDEIAS até então explicitadas e na premissa de que para a instauração de situações interativas que favoreçam a apropriação e utilização da Libras, por parte de familiares ouvintes de crianças surdas, faz-se necessário permitir à família compreender tal modalidade de linguagem e sua aplicabilidade e fazer-se ouvir, no que se refere a suas expectativas, desejos, frustrações e dúvidas sobre a condição de surdez enfrentada pelo surdo nos contextos familiar, educacional e social, propomos o desenvolvimento de um programa bilíngue interdisciplinar direcionado a crianças surdas e a seus familiares e professores.

Subsidiado por questões de ordem linguística, emocional, cognitiva e interacional, tal programa buscou favorecer a aproximação linguística entre pais ouvintes e filhos surdos, visando identificar as dificuldades que perpassam a utilização da Libras em seu cotidiano. Embora este texto trate especificamente da atuação, nesse programa bilíngue, com grupo de pais ouvintes de crianças surdas, cabe uma breve descrição acerca das práticas interdisciplinares empreendidas, apoiadas na abordagem bilíngue, tendo em vista a necessidade de melhor compreensão do contexto em que tal atuação ocorreu, uma vez que ele compreendeu ações que também envolveram as crianças surdas e seus respectivos professores.

O Programa Interdisciplinar de Atendimento Bilíngue a Surdos, Familiares e Professores foi desenvolvido por um período de quatro anos, até meados de 2011, vinculado às atividades de estágio curricular da Habilitação em Educação Especial: área da deficiência auditiva, do curso de Pedagogia da Faculdade de Filosofia e Ciências/Unesp/*Campus* de Marília (SP). Frequentaram o referido Programa crianças com surdez profunda, matriculadas em classes de educação infantil e do primeiro ciclo do ensino fundamental, bem como seus familiares (nem sempre representados pelos pais, mas pelos membros mais próximos às crianças, tais como avós, irmãos e primos, dependendo de a criança conviver ou não com o pai, com a mãe ou com ambos), além de seus respectivos professores.

Em tal Programa, as crianças apresentavam diferentes perfis linguísticos, porém com predomínio de maior número de surdos em fase inicial de apropriação da Libras e com pouca ou nenhuma condição familiar e educacional de utilizar a língua de sinais nesses contextos, uma vez que nem os familiares nem os professores eram proficientes nessa modalidade de linguagem.

Tal como a diversidade de perfis linguísticos dos surdos, o Programa também compreendia uma variedade de perfis familiares, tanto quanto à sua composição (por exemplo, pai e mãe ouvintes e filho surdo; avó e mãe ouvintes e filho surdo; pai e irmãos ouvintes e filho surdo; pais surdos e filho surdo; entre outros) quanto ao histórico de aceitação e uso da Libras no contexto familiar.

Em relação aos professores participantes, nenhum dominava a Libras e parte deles iniciava a experiência em compartilhar o espaço da sala de aula com a figura do intérprete em língua de sinais.

Esse programa contava com a atuação de uma equipe profissional que compreendia instrutor surdo de Libras, pedagogos, fonoaudiólogos e psicólogo, cujas ações alcançavam os surdos, os familiares e os professores e convergiam para a utilização da Libras como primeira língua e da língua portuguesa como segunda, na modalidade escrita.

Nesse mesmo contexto, as crianças surdas participavam, junto com um instrutor surdo de Libras, de atividades discursivas em tal modalidade de linguagem, a fim de promover e ampliar situações discursivas espontâneas e significativas que permitissem o emprego da modalidade sinalizada em toda sua complexidade linguística, para além do uso restrito reservado às instruções, situações de apresentação e cumprimento, entre outras. Familiares e professores estavam inscritos em curso formal de capacitação em Libras, oferecido por esse instrutor, além de participar das atividades com as crianças, de forma que pudessem compreender a Libras em seus aspectos formais e discursivos, bem como acompanhar o desenvolvimento linguístico de seus filhos/alunos.

Em tal contexto, a atuação fonoaudiológica ocorria na modalidade sinalizada, sendo a linguagem oral reduzida ao trabalho com a leitura orofacial (LOF), enfatizada apenas no momento inicial de frequência ao Programa e caracterizando um período transitório até a apropriação de repertório, em língua de sinais, que permitisse compartilhar situações discursivas. Uma vez ampliado o repertório em Libras por todos os participantes, aos surdos era delegada a possibilidade de escolher a modalidade a ser empregada com seus interlocutores, havendo nítida distinção entre o início de ingresso no programa bilíngue, quando o apoio nos recursos da oralidade ainda sobressaía, e o momento em que a apropriação dos sinais permitia uma efetiva interlocução por meio da modalidade sinalizada.

As atividades pedagógicas se destinavam a instrumentalizar o processo de apropriação da leitura e da escrita por meio de situações que permitiam a essas crianças exercitar a criatividade e a imaginação em atividades lúdicas, dramatizações, manipulação de livros e utilização de diferentes gêneros discursivos, entre outras ações. O ensino da língua portuguesa, na modalidade escrita, bem como sua utilização, se fundamentava na metodologia de língua instrumental, proposta pelo Ministério da Educação (Brasil, 2002). Dessas atividades também participavam os familiares e professores sob a perspectiva de compreenderem seu papel na mediação de situações que promoviam e envolviam a apropriação do português escrito.

O acompanhamento psicológico realizado principalmente com os pais e, em menor proporção, com os surdos e os professores enfatizava justamente a aceitação e a valorização da Libras como possibilidade para a interlocução e forma de aproximação linguística com os surdos.

POSSIBILIDADES DE COMPREENSÃO ACERCA DAS MUDANÇAS ATITUDINAIS DOS FAMILIARES OUVINTES DE CRIANÇAS SURDAS

CONFORME JÁ FOI EXPLICITADO, aqui apresentamos um recorte das ações empreendidas nesse Programa. Tal recorte refere-se especificamente ao grupo de pais ouvintes de crianças surdas, embora não desconsideremos, obviamente, toda a variedade de perfis de núcleos familiares acolhidos nele. Entretanto, achamos pertinente ressaltar que a opção por esse recorte recaiu na possibilidade de desvelar o complexo processo envolvido na aceitação e utilização da Libras, nas práticas de linguagem com as crianças surdas, enfrentado por esses familiares ouvintes durante a vigência desse Programa.

Mais do que o detalhamento de ações, estratégias e recursos utilizados, destacamos aspectos do discurso desses familiares nesse processo, tendo em vista as primeiras queixas, por ocasião do início da frequência ao programa bilíngue, e, posteriormente, as impressões por eles apresentadas, ao final dele, acerca das possibilidades de uso da Libras nas situações discursivas. Para tal, recorremos aos dados que emergiram nos encontros com um grupo de nove familiares ouvintes (uma avó, sete mães e um pai) e a equipe profissional já mencionada (instrutor surdo, fonoaudiólogos, pedagogos e psicólogo). Embora de periodicidade semanal, ganham saliência neste texto os momentos inicial e final de frequência ao Programa.

A fim de sistematizar esses dados para favorecer uma melhor compreensão do processo, destacamos um conjunto de aspectos que, entre outros, foram recorrentes em ambos os momentos mencionados, o que possibilitou apreender mudanças atitudinais por parte desses familiares. Tais aspectos versaram sobre: o modo como esses familiares consideravam que as crianças surdas se comunicavam antes e depois da participação delas no Programa, nas situações discursivas instauradas em Libras; a forma como se comunicavam com as crianças surdas, antes e depois de participarem do curso de capacitação em Libras e das situações discursivas; o que entendiam por Libras; a importância que atribuíam a essa modalidade de linguagem e à participação deles nas situações estruturadas e espontâneas de interlocução em Libras; a observação ou não de maior interesse, por parte das crianças surdas, pela utilização do português escrito, assim como por práticas de leitura; a percepção deles acerca da motivação das crianças para se comunicar com outras pessoas, como os colegas de classe e seus respectivos professores; o relato destes, a esses familiares, sobre a utilização da Libras em sala de aula.

Esses dois momentos foram registrados em vídeo, o que também nos permitiu eleger quatro eixos temáticos, com alguns desdobramentos, a saber:

1 Concepções dos familiares ouvintes de crianças surdas sobre a Libras antes e depois da participação no Programa bilíngue.

2 Condutas dos familiares ouvintes de crianças surdas sobre a utilização da Libras antes e depois da participação no Programa bilíngue.

3 Outras formas de comunicação empregadas por familiares ouvintes de crianças surdas antes e depois da participação no Programa.

4 Impacto da utilização da Libras pelos familiares ouvintes e pelas crianças surdas nos contextos familiar, educacional e social (comunidade em que a criança vive).

1 CONCEPÇÕES DOS FAMILIARES OUVINTES DE CRIANÇAS SURDAS SOBRE A LIBRAS ANTES E DEPOIS DA PARTICIPAÇÃO NO PROGRAMA BILÍNGUE

Foi possível observar, tanto no início quanto no final do Programa, que predominou a referência à Libras como instrumento-recurso facilitador para a aproximação linguística e não como modalidade de linguagem, por meio da qual é possível a instauração de situações interlocutivas-discursivas, tal como postulam Moura, Lodi e Pereira (1993), Freire (1999), Karnopp (2002), Balieiro e Gallo (2003), Rangel e Stumpf (2004), Fernandes (2006), Martins, Giroto e Kumada (2011).

Na percepção dos familiares, a Libras foi interpretada sob a perspectiva de que, por se tratar de um recurso facilitador, deveria envolver o treino sistematizado para representar o vocabulário oral, o que reforçou a ideia de que as interações só poderiam se efetivar pela apropriação da linguagem oral. Além disso, suas respostas revelaram a conclusão de que, ao ser utilizada como instrumento, a Libras ficou circunscrita às situações fechadas, ou seja, a situações específicas, por acreditarem que as crianças surdas teriam dificuldade de usar os sinais fora do contexto em que o programa se desenvolveu, assim como apontado por Couto e Lichtig (2007) em estudo que também envolveu a proposição de programa bilíngue envolvendo familiares de crianças surdas.

Tal como enfatizam Trenche (1995) e Góes (1996), as situações fechadas podem ser consideradas híbridas, por se distanciarem das práticas sociais reais que implicarão o movimento discursivo a partir do qual o sujeito vai se constituir. Embora o Programa priorize a apropriação e o desenvolvimento de outros conteúdos por meio da Libras, nem todos os envolvidos eram fluentes nessa modalidade linguística, o que provocava, a cada encontro, a busca de outras formas de interação. Isso também ocorria de forma semelhante em outras instâncias sociais.

Assim, as respostas dos familiares foram definidas pela visão de que a modalidade oral era concebida como a forma mais viável para manifestações discursivas entre eles, apesar do insistente acompanhamento interdisciplinar no Programa que visava dissipar tais concepções e assumir a Libras como língua natural do surdo.

De um lado, alguns familiares permaneceram resistentes ao uso da Libras nas trocas interlocutivas com seus filhos surdos e continuaram enfatizando a modalidade oral de linguagem a fim de "forçá-los" a utilizá-la. De outro, alguns se revelaram interessados no uso de sinais mais sistematizados do que os sinais caseiros comumente adotados no contexto familiar. Embora não tenha sido observada uma mudança significativa da compreensão sobre a Libras ao final do processo, independentemente da posição adotada, ambos os grupos admitiram que a apropriação de um sistema linguístico visuoespacial como a Libras vinha favorecendo os filhos surdos em seu desenvolvimento escolar, demonstrando-se satisfeitos com a participação no Programa.

2 CONDUTAS DOS FAMILIARES OUVINTES DE CRIANÇAS SURDAS SOBRE A UTILIZAÇÃO DA LIBRAS ANTES E DEPOIS DA PARTICIPAÇÃO NO PROGRAMA BILÍNGUE

Conforme as discussões deflagradas nos encontros em grupo realizados, verificou-se que, antes de ingressarem no curso de capacitação em Libras ministrado pelo instrutor surdo e nas práticas discursivas empreendidas nessa modalidade de linguagem com as crianças surdas e demais profissionais da equipe envolvida, os familiares utilizavam apenas gestos "caseiros", caracterizados por movimentos corporais e faciais que eram significativos para favorecer a compreensão, pelo fato de serem empregados pelas crianças surdas com certa sistematicidade em seus respectivos contextos familiares.

Após o ingresso no curso em questão, os familiares mencionaram a dificuldade na realização e na interpretação dos sinais padronizados. Uma das mães revelou ter vergonha de utilizar a Libras em situações interlocutivas com o filho surdo, principalmente na presença de estranhos com os quais deparava no trajeto percorrido entre sua residência e o local de realização do Programa. Duas mães afirmaram que, embora fizessem tentativas de usar a Libras com os filhos, solicitavam a realização dos sinais acompanhada pela emissão oral dos enunciados representados gestualmente, por acreditarem que tal oralização facilitava a compreensão das produções realizadas. Por fim, uma das mães referiu que procurava utilizar, em casa, apenas a oralidade, mesmo nas situações em que o filho se dirigia a ela usando a língua de sinais.

Tais relatos remetem, novamente, à restrição que esses familiares apresentaram quanto à aceitação da Libras como modalidade de linguagem e à instauração de situações discursivas em língua de sinais, por acreditarem que a comunicação só se efetiva por meio da oralidade, dados também corroborados pelos estudos de Fernandes (1999, 2006).

3 OUTRAS FORMAS DE COMUNICAÇÃO EMPREGADAS POR FAMILIARES OUVINTES DE CRIANÇAS SURDAS ANTES E DEPOIS DA PARTICIPAÇÃO NO PROGRAMA

Os relatos dos familiares evidenciaram, tanto nas situações anteriores ao ingresso no Programa bilíngue quanto nas situações posteriores à sua realização, que, além da utilização da modalidade oral, os familiares também faziam uso de práticas de leitura e escrita. No início, tais práticas se destinavam à "representação da oralidade", enfatizando, semelhantemente à compreensão sobre a

Libras, a leitura e a escrita como recurso facilitador para a apropriação da oralidade. Nesse momento, esses familiares valorizaram a utilização da leitura e da escrita como necessárias à apropriação de conhecimentos, mas não ressaltaram a possibilidade de essas práticas instaurarem-se por meio de situações discursivas em Libras, fosse no Programa bilíngue, na escola ou mesmo em casa.

Segundo todos os familiares, as crianças apresentavam dificuldades de aprendizagem, justificadas pelo fato de não oralizarem e não conseguirem realizar a correspondência letra-som. Dessa perspectiva, demonstraram uma concepção de linguagem escrita reduzida à representação da oralidade, talvez por ser esta uma ideia ainda muito difundida por professores que atuam no ensino fundamental e estar presente nas explicações aos pais apresentadas pelos professores para justificar as dificuldades dos alunos (Martins e Giroto, 2008; Giroto, Martins e Poker, 2010).

No momento final, embora tenham sido observadas mudanças na maioria dos componentes desse grupo de pais, no que se refere à compreensão de aspectos envolvidos na apropriação do português escrito pelo surdo, parte desse grupo ainda sentia dificuldade de aceitar o modo como seus filhos escreviam, uma vez que, por não se apropriarem do padrão de escrita por eles desejado, manifestavam a preocupação de que as crianças, além de não falar, passassem a apresentar mais uma condição de diferença diante dos ouvintes.

4 IMPACTO DA UTILIZAÇÃO DA LIBRAS PELOS FAMILIARES OUVINTES E PELAS CRIANÇAS SURDAS NOS CONTEXTOS FAMILIAR, EDUCACIONAL E SOCIAL

No que se refere ao contexto familiar, cabe destacar que os familiares foram unânimes quanto à afirmação de que seus filhos, durante e após a frequência no Programa, passaram a utilizar a Libras de forma mais "automática", espontânea, à medida que ampliaram o vocabulário e aprenderam a complexidade linguística da modalidade sinalizada de linguagem. Apesar de as crianças terem demonstrado maior motivação e interesse pela Libras, os familiares destacaram que parte das dificuldades anteriormente enfrentadas persistiu nos contextos familiar, social e educacional, embora em menor grau quando comparadas ao momento inicial de ingresso no Programa. Porém, consideraram que as dificuldades quanto à utilização dos sinais e à compreensão acerca deles haviam diminuído bastante no contexto familiar.

No contexto educacional, de acordo com as informações dos professores, repassadas à maioria dos familiares, as crianças surdas também vinham ampliando a quantidade de situações discursivas empreendidas nas quais procuravam se fazer entender, tentando explicar o significado dos sinais que realizavam tanto para os colegas da classe quanto para os professores – o que não ocorria no momento inicial do Programa, quando as crianças demonstravam sentir "vergonha" de utilizar a Libras. Provavelmente isso tenha despertado nos professores o interesse pela participação e permanência no Programa proposto, podendo tal fato ser considerado muito positivo, na medida em que também favoreceu uma maior integração entre os surdos, seus familiares e os professores – tanto nas ações empreendidas durante a vigência do programa quanto em outras instâncias em que eram exigidos na condição de interlocutores.

Um aspecto importante a ser ressaltado diz respeito ao reconhecimento dos pais de que as crianças surdas, em contato com outros indivíduos surdos que usavam a Libras, passaram a participar mais efetivamente de um número maior de situações discursivas, o que não ocorria no início do Programa, mesmo porque não apenas as crianças se encontravam em fase inicial de apropriação dessa modalidade de linguagem como eles próprios pouco dominavam a língua de sinais. Todos os familiares relataram perceber maior motivação, por parte das crianças, tanto para se relacionar com outras pessoas quanto com os familiares, fosse em casa, na escola e/ou na comunidade (em situações nas quais frequentavam o culto religioso e faziam compras, entre outras).

CONSIDERAÇÕES FINAIS

Os RESULTADOS OBTIDOS COM o Programa bilíngue em questão apontam a necessidade de enfatizar, com os familiares ouvintes de crianças surdas: os aspectos conceituais relativos à Libras, como sistema linguístico que favorece a acessibilidade à comunicação; a ressignificação das concepções que apresentaram acerca da linguagem oral e escrita; a identificação dos fatores que favorecem a rejeição da Libras como primeira língua para o surdo, bem como a proposição de medidas que os auxiliem a lidar com tais fatores; a proposição da ampliação de situações discursivas, por meio da Libras, entre os familiares e as crianças surdas etc.

Obviamente, num programa dessa natureza, embora asseguradas ações, recursos e estratégias pertinentes à perspectiva bilíngue, nem sempre é possível promover situações discursivas de fato espontâneas, tais como as que ocorrem na residência, com a família, ou na escola, com os professores. No entanto, pode-se recomendar, com base nos aspectos comentados, o desenvolvimento de atividades interdisciplinares dessa natureza, destinadas aos familiares das crianças surdas de modo geral e, particularmente, aos familiares ouvintes, a fim de favorecer a aproximação linguística e o acesso de todos aos meios informacionais.

Assim, a organização de programas que possibilitem, na perspectiva bilíngue, a efetivação de situações discursivas entre os surdos e os seus familiares, favorecidas pela apropriação da Libras, assume crucial importância para que o surdo tenha seu desenvolvimento linguístico garantido e possa de fato partilhar conhecimentos com aqueles com quem convive nos contextos familiar, educacional e social.

REFERÊNCIAS BIBLIOGRÁFICAS

ALMEIDA, E. *Leitura e surdez: um estudo com adultos não oralizados*. São Paulo: Revinter, 2000.
BALIEIRO, C. R.; GALLO, S. L. "Escrita e surdez: uma proposta discursiva". In: BERBERIAN, A. P.; MASSI, G. A.; GUARINELLO, A. C. (orgs.). *Linguagem escrita: referenciais para a clínica fonoaudiológica*. São Paulo: Plexus, 2003, p. 93-112.
BATISTA, M. F. S.; SALIÉS, T. M. G.; GOLDFELD, M. "Discurso de identidade em grupo de acolhimento e orientação: ser mãe de filho surdo". In: FROTA, S.; GOLDFELD, M. *Enfoques em audiologia e surdez*. São Paulo: AM3, 2006, p. 387-416.
BRASIL. Ministério da Educação e Desporto. Secretaria de Educação Especial. *Ensino da língua portuguesa para surdos: caminhos para a prática pedagógica*. Brasília: MEC/Seesp, v. 1, 2002.
_____. Política Nacional de Educação Especial na perspectiva da educação inclusiva. 2008. Disponível em: <http://peei.mec.gov.br/arquivos/politica_nacional_educacao_especial.pdf>. Acesso em: 11 out. 2011.
_____. Resolução CNE/CNB n. 4/2009. Disponível em: <http://peei.mec.gov.br/arquivos/Resol_4_2009_CNB_CEB.pdf>. Acesso em: 11 out. 2011.
COUTO, M. I. V.; LICHTIG, I. "Efeitos da amplificação sonora sobre as modalidades comunicativas utilizadas pelos pais". *Pró-Fono Revista de Atualização Científica*, Barueri, v. 19, n. 1, jan.-abr. 2007.
DESSEN, M. A.; PEREIRA-SILVA, N. L. "A família e os programas de intervenção: tendências atuais". In: I Congresso Brasileiro de Educação Especial e IX Ciclo de Estudos sobre Deficiência Mental, 2004, São Carlos (SP). *Temas em educação especial: avanços recentes*. São Carlos: EdUFSCar, 2003, p. 179-87.
DIZEU, L. C. P. B.; CAPORALLI, S. C. "A língua de sinais constituindo o surdo como sujeito". *Educação e Sociedade*, Campinas, v. 26, n. 91, maio-ago. 2005.
FERNANDES, S. "É possível ser surdo em português? Língua de sinais e escrita: em busca de uma aproximação". In: SKLIAR, C. (org.). *Atualidade da educação bilíngue para surdos*. Porto Alegre: Mediação, 1999.
_____. "Letramento na educação bilíngue para surdos". In: BERBERIAN, A. P.; ANGELIS, C. C. M.; MASSI, G. (orgs.). *Letramento: referências em saúde e educação*. São Paulo: Plexus, 2006.
FREIRE, A. M. F. "Aquisição do português como segunda língua: uma proposta de currículo para o Instituto Nacional de Educação dos Surdos". In: SKLIAR, C. (org.). *Atualidade da educação bilíngue para surdos*. Porto Alegre: Mediação, 1999.
GIROTO, C. R. M. et al. "Práticas interdisciplinares e discursivas em um programa de atendimento bilíngue a surdos, familiares e professores". In: PINHO, S. Z.; OLIVEIRA, J. B. B. (orgs.). *Núcleo de Ensino da Unesp: artigos 2007*. São Paulo: Cultura Acadêmica, 2011, p. 821-35.

GIROTO, C. R. M.; LEME, A P. T. "Enfoque fonoaudiológico em um programa de atendimento bilíngue a surdos, familiares e professores". In: *Anais da IV Jornada do Núcleo de Ensino de Marília*, Marília (SP), 2005.

GIROTO, C. R. M.; MARTINS, S. E. S. O.; POKER, R. B. "Retextualização da escrita por alunos com surdez usuárias da Libras: em foco a mediação do professor". *Revista Ibero-Americana de Estudos em Educação*, v. 5, 2010, p. 1-10.

GÓES, M. C. R. *Linguagem, surdez e educação*. Campinas: Autores Associados, 1996.

GOLDFELD, M. "Atendimento fonoaudiológico para crianças surdas sob o enfoque bilíngue e interacionista". In: FROTA, S.; GOLDFELD, M. *Enfoques em audiologia e surdez*. São Paulo: AM3, 2006, p. 282-320.

JACOB, C.; GOLDFELD, M.; PRADO, M. P. "Aquisição da língua de sinais". In: FROTA, S.; GOLDFELD, M. *Enfoques em audiologia e surdez*. São Paulo: AM3, 2006, p. 321-43.

KARNOPP, L. B. "Língua de sinais e língua portuguesa: em busca de um diálogo". In: LODI, A. C. et al. *Letramento e minorias*. Porto Alegre: Mediação, 2002.

KYLE, J. "O ambiente bilíngue: alguns comentários sobre o desenvolvimento do bilinguismo para surdos". In: SKLIAR, C. (org.). *Atualidades da educação bilíngue para surdos*. Porto Alegre: Mediação, 1999, p. 15-26.

LODI, A. C. B.; HARRISON, K. M. P.; CAMPOS, S. R. L. (orgs.). *Leitura e escrita: no contexto da diversidade*. Porto Alegre: Mediação, 2004.

MARTINS, S. E. S. O. et al. "Interlocução em língua de sinais: uma proposta pedagógica com familiares e crianças surdas". In: *Anais da IV Jornada do Núcleo de Ensino de Marília*, Marília (SP), 2005. Caderno de Resumos, v. 1, 2005, p. 30-1.

MARTINS, S. E. S. O.; GIROTO, C. R. M. "O uso da leitura e da escrita como prática pedagógica discursiva em uma proposta educacional bilíngue: possibilidades para a inclusão do aluno surdo". In: OLIVEIRA, A. A. S.; OMOTE, S.; GIROTO, C. R. M. (orgs.). *Inclusão escolar: contribuições da educação especial*. São Paulo: Cultura Acadêmica, 2008, p. 197-220.

_____. "Inclusão educacional e Libras: acolhimento ao aluno surdo no ensino regular". In: PINHO, S. Z.; OLIVEIRA, J. B. B. (orgs.). *Núcleo de Ensino da Unesp: artigos 2007*. São Paulo: Cultura Acadêmica, 2011, p. 821-35.

MOURA, C.; LODI, A. C.; PEREIRA, C. C. *Língua de sinais e educação do surdo*. São Paulo: TecArt, 1993.

OMOTE, S. "A integração do deficiente: um pseudoproblema científico". *Temas em Psicologia*, n. 2, 1995.

RANGEL, G.; STUMPF, M. R. "A pedagogia da diferença para o surdo". In: LODI, A. C. B.; HARRISON, K. M. P.; CAMPOS, S. R. L. *Leitura e escrita no contexto da diversidade*. Porto Alegre: Mediação, 2004.

REIS, V. P. F. "A linguagem e seus efeitos no desenvolvimento cognitivo e emocional da criança surda". *Espaço Informativo Técnico-Científico do Ines*, Rio de Janeiro, v. 6, 1997, p. 23-38.

SIXTEL, A.; CARDOSO, G. M. R.; GOLDFELD, M. "Acolhimento e orientação às famílias de crianças surdas". In: FROTA, S.; GOLDFELD, M. *Enfoques em audiologia e surdez*. São Paulo: AM3, 2006, p. 344-72.

SOUZA, M. R. *Que palavra te falta? O que o surdo e a sua língua(gem) de sinais têm a dizer à linguística e à educação*. Tese (Doutorado em Linguística), Universidade Estadual de Campinas, Campinas (SP), 1996.

TRENCHE, M. C. *A criança surda e a linguagem no contexto escolar*. Tese (Doutorado em Distúrbios da Comunicação), Pontifícia Universidade Católica de São Paulo, São Paulo (SP), 1995.

9. Grupo terapêutico fonoaudiológico: português para surdos[1]

ANA CRISTINA GUARINELLO
DÉBORA PEREIRA CLAUDIO
PRISCILA SOARES VIDAL FESTA
HUGO AMILTON SANTOS DE CARVALHO

INTRODUÇÃO

A POPULAÇÃO BRASILEIRA QUE APRESENTA algum tipo de perda auditiva chega a 10%. Várias pesquisas permitem-nos apreender o prejuízo que uma perda auditiva pode causar a essa população (Guarinello, 2007; Santana, 2007; Lacerda e Lodi, 2009) não somente nos aspectos auditivos e de linguagem, mas também nos aspectos psicológicos, educacionais e sociais. Quanto à educação dos surdos, mais especificamente ao seu processo de letramento, muitos trabalhos referem-se às dificuldades e às construções atípicas dos surdos. Dessa forma, muitos surdos são considerados iletrados funcionais por não utilizarem a língua portuguesa escrita de forma padrão.

Para uma criança inserir-se no universo do letramento, ela precisa ter um convívio efetivo com a leitura e, por meio dele, apropriar-se do sistema de escrita (Lebedeff, 2005). Assim, para ser letrado, o sujeito deve estabelecer práticas sociais de leitura e escrita que digam respeito a que, quando, com quem ou por intermédio de quem, onde, quanto e por que as pessoas leem e escrevem. No que se refere à surdez, a questão do letramento torna-se ainda mais agravante na medida em que a grande maioria dos sujeitos surdos não tem as mesmas possibilidades que os ouvintes de inserir-se em práticas sociais de leitura e escrita. Isso acontece em decorrência de diversos fatores, tais como: a não

---

1. Fonte de auxílio à pesquisa: bolsa de produtividade em pesquisa CNPq 302721/2010-0.

proficiência nem em língua de sinais nem em língua portuguesa; a inexistência em muitas escolas de uma língua comum entre os surdos e seus professores; a falta de uso de diferentes materiais de leitura que possibilitem ao surdo construir hipóteses sobre a língua escrita etc.

Em decorrência desses fatores, as crianças surdas em geral chegam à escola sem uma base linguística, com experiências limitadas de leitura e escrita e, em geral, sem o mesmo conhecimento de mundo que o das crianças ouvintes, o que limita suas habilidades para desenvolver a leitura e a escrita. Além disso, muitas das atuais práticas educacionais usadas com os surdos não levam em conta a função social da língua escrita, baseando-se em atividades de repetição e reprodução, o que resulta em um aprendizado reduzido e artificial dessa língua. Para Guarinello (2007) geralmente as atividades de leitura e de escrita partem de exercícios mecânicos e descontextualizados, nos quais os trabalhos com textos se reduzem muitas vezes apenas ao uso do livro didático, sem lhes atribuir uma função social. Ou seja, a escrita é vista apenas do ponto de vista escolar, não existindo a preocupação de tornar esse objeto prazeroso ou ao menos funcional no momento em que é apresentado à criança.

É fato que a escola não tem oferecido as condições necessárias para que os alunos surdos construam o conhecimento. Assim, em grande parte das instituições especiais os professores não compartilham uma língua com seus alunos, ou seja, não são proficientes na língua de sinais e acabam utilizando uma forma de comunicação bimodal para ensinar: a fala e alguns sinais concomitantes. Bernardino (2000), ao avaliar as consequências de práticas bimodais, verificou que o uso de duas línguas ao mesmo tempo é ineficiente; além disso, essa estratégia não utiliza a gramática da língua de sinais, pois o professor utiliza a combinação da fala com alguns sinais.

Botelho (2002) também sugere que a dificuldade dos surdos com a linguagem escrita se relaciona ao uso das mesmas práticas pedagógicas vigentes na educação de crianças ouvintes. Além disso, essa autora faz uma crítica ao ensino regular, afirmando que a maioria das escolas desconhece o indivíduo surdo e as consequências da surdez. Com a inclusão, essas escolas recebem esses alunos com muita preocupação e ressalva, principalmente porque não existe uma língua compartilhada circulando em sala de aula, condição indispensável para que os surdos se tornem letrados.

LETRAMENTO E SURDEZ

DISCUSSÕES EM TORNO DOS PROCESSOS de apropriação e desenvolvimento da leitura e da escrita têm apontado para diferentes concepções acerca do que significa se apropriar dessa modalidade de língua, bem como do papel desta na constituição dos sujeitos (Lodi, 2004; Guarinello, 2007). Mais do que desenvolver habilidades básicas de leitura e escrita, com atividades de decodificação e codificação, grupos de pesquisadores têm evidenciado a necessidade de abordar as práticas de leitura e escrita do ponto de vista social, ou seja, de forma que os indivíduos possam fazer uso significativo dessa modalidade de linguagem nos diferentes contextos em que ela se insere (Massi *et al.*, 2003). Nessa direção, o conceito social de letramento difundido em nosso país, por exemplo por Soares (2004), tem-se mostrado cada vez mais presente em estudos e práticas que objetivam os processos de apropriação da leitura e escrita desenvolvidas tanto em contextos educacionais, quanto da saúde (Berberian, Mori-de-Angelis e Massi, 2006).

Pesquisas realizadas ao longo do século XX demonstram que o índice de analfabetismo no Brasil vem decrescendo, considerando a possibilidade de codificação e decodificação da escrita. No entanto, alguns questionamentos têm sido feitos acerca da capacidade de uso competente da leitura e da escrita. Assim, o que passa a ser discutido não é apenas o analfabetismo, mas a incapacidade de fazer uso da leitura e da escrita de forma significativa nos diferentes contextos sociais (Ribeiro, 2004).

De acordo com Ribeiro (2004), os dados do Índice Nacional de Alfabetismo Funcional (Inaf), segundo pesquisa realizada com dois mil brasileiros de todas as regiões do país com idade entre 15 e 64 anos, indicam que, além de 9% de analfabetos, somente 26% da população brasileira é capaz de ler textos longos e relacionar informações desses textos, fazendo inferências. Portanto, embora a maioria da população de nosso país possa ser considerada alfabetizada, está longe de atingir um nível pleno de letramento, ou seja, está distante de conseguir interpretar e elaborar textos.

Conforme Soares (2004), letramento é o exercício efetivo e competente da tecnologia da escrita, ou seja, é o estado que assume aquele que sabe ler e escrever. Para essa autora, o fenômeno do letramento tem forte relação com o alfabetismo, mas não se confunde com esse processo. É fato que existe uma aproximação entre letramento e alfabetização. Contudo, alfabetização é o processo pelo qual se adquire o domínio de um código e das técnicas para utilizá-lo no momento em que lemos e escrevemos, isto é, o domínio da tecnologia para ler e escrever.

Letramento, por sua vez, é a atividade efetiva da tecnologia da escrita, a qual envolve a possibilidade de ler e escrever para cumprir objetivos diversos: informar, interagir com o outro, fazer uma declaração, contar uma história, ampliar conhecimentos, orientar-se, divertir-se etc. Nessa direção, temos claro que é possível avaliar e concluir com facilidade quando uma pessoa é alfabetizada, ou seja, quando domina a tecnologia do código escrito, relacionando letras e sons, aprendendo que se escreve da esquerda para a direita e de cima para baixo, dominando regras ortográficas. Porém, o mesmo não acontece com o processo de letramento. Como são variadas as práticas sociais que demandam o uso da leitura e da escrita, também são muitas e variadas as habilidades, os conhecimentos e as atitudes necessários para o exercício dessas práticas. Por isso, avaliar e medir o nível de letramento das pessoas não é tarefa simples, uma vez que o letramento é um fenômeno complexo que, ao implicar várias habilidades, não se deixa mensurar de maneira fácil e direta. De qualquer modo, de acordo com Garcia e Mori-de-Angelis (2004), definir formas de avaliação e medição de letramento é indispensável para percebermos os índices de progresso de uma sociedade e, nessa direção, determinarmos a organização e o planejamento de políticas de bem-estar social.

Nesse sentido, consideramos fundamental a promoção do letramento como prática discursiva junto da população, uma vez que cada sujeito só pode exercer plenamente sua cidadania, seu papel social, na medida em que participar de maneira ativa e crítica de ações mediadas pela linguagem escrita.

Guarinello *et al.* (2009), em pesquisa realizada com universitários surdos após estudo encampado pelo Inaf 2001 (Ribeiro, 2004), concluem que no contexto da surdez, assim como no contexto dos ouvintes, ainda contamos com leitores e escritores que apresentam grande dificuldade para interpretar e produzir textos de gêneros secundários. A pesquisa aponta para a importância de um trabalho de letramento desde o ensino fundamental até a universidade que envolva práticas nos mais diversos tipos de gêneros.

A imersão na prática social da linguagem escrita se torna possível quando a criança surda mantém contato com adultos usuários e competentes nessa modalidade de língua e quando tem a oportunidade de participar de atividades significativas. A forma como a linguagem e as atividades de leitura e escrita são em geral concebidas pela escola, ou seja, como algo passível de ser aprendido por meio de exercícios mecânicos e descontextualizados, contribui para que os problemas dos surdos com a escrita aumentem. Igualmente, em casa, muitas vezes a criança surda não tem acesso aos livros e aos jogos de leitura, o que lhe dificulta a construção de hipóteses sobre o objeto escrito e a percepção das diferenças entre a escrita, a fala e a língua de sinais. Assim, a escola tem dificuldade para entender as diferenças no processo educacional do surdo e este, de inserir-se nele. Muitas vezes, a falta de atividades significativas com a escrita impede que os surdos percebam sua função social e as diferenças entre a língua majoritária e a língua de sinais, ou seja, que cada modalidade de língua possui regras e recursos próprios. Somente por meio da negociação e das interações entre essas modalidades de língua o surdo será capaz de aprender as diferenças e usar cada língua de acordo com suas normas. No caso específico da escrita, o surdo deve partir de experiências com a língua que já possui, em geral a língua de sinais, para construir e desenvolver a escrita (Svartholm, 1999; Guarinello, Massi e Berberian, 2007).

Dessa forma, na proposta de trabalho aqui apresentada consideramos que a construção da linguagem escrita ocorre por meio de um processo no qual a interferência de um adulto letrado proficiente em língua de sinais é condição necessária, já que ele vai orientar, mediar, atribuir sentido à escrita. E, por meio dessa construção conjunta de conhecimentos, do conhecimento de mundo e do conhecimento partilhado, estabelecer sentido aos textos.

Para o desenvolvimento deste trabalho, assumimos que o sujeito se constitui pela linguagem, por meio da interação com o outro. Para tanto, nossa fundamentação teórica ancora-se nos pressupostos teóricos de Bakhtin (2003), segundo os quais a linguagem se constitui em um processo vivido ativamente por sujeitos engajados em atividades socioculturais nas quais o adulto é o mediador entre a criança e o objeto linguístico. Assim, ao adquirir a linguagem, a criança produz bem mais que apenas a fala; o uso da língua é um trabalho, já que com a linguagem não apenas representamos o real e produzimos sentidos, mas representamos a própria linguagem como reflexividade (Santana, 2005). É a linguagem que permite ao sujeito participar de uma atividade discursiva, assim como ter a possibilidade de se perceber como um ser único e desenvolver componentes que lhe permitem assumir sua posição como Ser da linguagem (Faraco, 2009). Portanto, a linguagem é dinâmica, assim como a possibilidade de vir a existir e de ser autor de sua história. Desse modo, percebemos que a linguagem não se restringe apenas ao código, mas tem uma amplitude subjetiva, que abrange a formação constitutiva do sujeito e seu olhar para posicionar-se no mundo.

Nesse percurso, rejeitamos uma visão que privilegia unicamente os processos internos dos sujeitos surdos e entendemos tais sujeitos pela permanente troca dialética que estabelecem com o mundo social em que estão insertos. Esse entendimento nos permite focalizar a constituição da subjetividade em função da interação verbal, a qual se organiza segundo um conjunto de valores que refletem e refratam diferentes visões de mundo. Portanto, a leitura e a produção textual de um sujeito, vinculadas a um emaranhado de valores que permeiam suas relações sociais e interacionais, são atividades que estão diretamente relacionadas com a maneira como esse sujeito se afirma, se organiza e se insere no mundo.

O uso da linguagem pressupõe então invariavelmente a possibilidade de significar. Nesse sentido, ao nos aproximarmos da concepção de que o discurso liberta o sujeito de uma condição de mero organismo abstrato, ou seja, de sua condição de objeto, ressaltamos a necessidade de situá-lo em uma dimensão histórica e social (Bakhtin e Volochinov, 2004). Questões referentes ao uso da linguagem escrita anunciam uma perspectiva que não se resume ao aspecto orgânico e fisiológico do sujeito surdo, mas compreende o próprio universo de constituição permanente da consciência desse sujeito marcado socialmente pela e na intersubjetividade.

Para tanto, consideramos imprescindível a promoção de práticas discursivas de letramento com sujeitos surdos para que exerçam plenamente sua cidadania, seu papel social, fazendo valer seu direito a uma vida saudável e autônoma, na medida em que participam de maneira ativa e crítica de ações mediadas pela escrita. É partindo dessa posição teórica, por meio do jogo dialógico da construção conjunta da significação, que sujeitos surdos podem desenvolver a linguagem escrita.

O TRABALHO FONOAUDIOLÓGICO EM GRUPO

AO NOS REMETERMOS ÀS PRÁTICAS de linguagem com sujeitos surdos, sobretudo na clínica fonoaudiológica, propomos desenvolver um trabalho com um grupo de surdos por meio do qual estes reflitam, discutam, opinem, coloquem-se como parte de um todo e não como meros receptores, possibilitando enfim a vivacidade e a discursividade da linguagem.

Nos últimos anos, o trabalho fonoaudiológico em grupo vem se solidificando como uma possibilidade efetiva que pode proporcionar o desenvolvimento dos sujeitos envolvidos (Panhoca e Bagarollo, 2007). Panhoca (2004) afirma que o grupo terapêutico-fonoaudiológico é importante na construção do sujeito, pois o grupo transforma o sujeito, o qual, por sua vez, é transformado no grupo. O grupo pode ajudar cada membro a se destacar em alguma função/atividade, firmando a posição de pertencer a um contexto relacional. Para a autora, ao trabalhar com o grupo, o fonoaudiólogo deve estar sensível a essas características mutáveis, ou seja, às inúmeras mudanças que podem ocorrer conforme as atividades/os processos de construção do grupo (Panhoca, 2004).

Machado, Berberian e Massi (2007) afirmam que o grupo terapêutico possibilita a emergência de processos favoráveis ao desenvolvimento da linguagem e do sujeito, tais como a construção de relações entre seus membros, a possibilidade de uma escuta expressiva, de flexibilização de papéis e posicionamentos, e a identificação com outros sujeitos. Isso tudo faz que os sujeitos se reconheçam melhor e compreendam suas dificuldades e as dos outros e assim as ressignifiquem (Machado, 2007).

Lodi (2006) demonstrou em um trabalho com surdos que, por meio das práticas em grupo, os sujeitos puderam desenvolver uma leitura dialógica em português que colocou em jogo as experiências de cada um, estabelecendo, portanto, uma corrente contínua de enunciados que se relacionam e entrelaçam. Seu trabalho baseou-se no uso da língua de sinais incorporado às práticas educacionais com sujeitos surdos, o que lhes permitiu desenvolver-se integralmente, já que suas particularidades linguísticas foram consideradas. Com base nisso, Lacerda e Lodi (2009) explicitam o fato de que os surdos devem ter uma educação bilíngue para que possam interagir precocemente com seus pares surdos e ter acesso aos conteúdos acadêmicos por meio de uma língua em que são proficientes.

Levando em consideração essa realidade, este artigo fundamenta-se em uma perspectiva sócio-histórico-cultural e pretende discutir o grupo terapêutico fonoaudiológico no que se refere à formação do grupo enfatizando o porquê da procura por esse trabalho. Abordaremos também as reflexões que os surdos fazem a respeito da língua portuguesa e a possibilidade de ocorrerem trocas linguísticas durante as atividades em grupo.

GRUPO TERAPÊUTICO FONOAUDIOLÓGICO: OFICINAS DE PORTUGUÊS PARA SURDOS

O TRABALHO AQUI APRESENTADO ESTÁ vinculado ao Núcleo de Trabalho "Linguagem, surdez e educação", que conta com alunos da graduação em Fonoaudiologia e do mestrado e doutorado em Distúrbios da Comunicação da Universidade Tuiuti do Paraná. O referido Núcleo visa ao desenvolvimento de pesquisas capazes de oferecer elementos teórico-práticos para o atendimento clínico de pessoas surdas, bem como para práticas envolvidas com orientação escolar e familiar, integração social e profissional desses sujeitos. Ressalte-se que esse projeto é uma parceria entre a

Universidade Tuiuti do Paraná, o Colégio Estadual para Surdos Alcindo Fanaya Junior (Curitiba/PR) e o Centro de Apoio aos Profissionais da Educação de Surdos do Paraná.

Os dados foram coletados, de agosto a dezembro de 2011, durante oficinas de português para um grupo de surdos. Semanais, os encontros duram duas horas e ocorrem nas dependências do Colégio Estadual para Surdos Alcindo Fanaya Junior. Faziam parte do grupo oito surdos[2] com idade entre 14 e 33 anos. O critério para escolha dos participantes era estar cursando o ensino médio ou já tê-lo concluído. Nossa hipótese é de que até esse período os participantes já tivessem passado por práticas de letramento.

Com relação aos participantes do grupo, um está cursando o ensino médio, quatro já o concluíram, um está cursando o nível superior e dois já o concluíram. O grupo também é composto por quatro pesquisadores da Universidade Tuiuti do Paraná: uma fonoaudióloga, docente do curso de graduação em Fonoaudiologia e do Programa de Mestrado e Doutorado em Distúrbios da Comunicação, coordenadora do grupo, uma psicóloga, discente do Programa de Doutorado em Distúrbios da Comunicação, uma educadora, discente do Programa de Mestrado em Distúrbios da Comunicação e um estudante do curso de graduação em Fonoaudiologia. Ressalte-se que todos possuem proficiência em Língua Brasileira de Sinais (Libras), sendo os três últimos intérpretes dessa língua.

Todos os encontros foram filmados e transcritos. Além disso, foram feitos em um caderno os registros diários de cada encontro. Anotaram-se os objetivos e as estratégias utilizados e as observações feitas pelos pesquisadores.

Para priorizar a natureza interativa da linguagem, foram utilizados diferentes gêneros textuais, como notícias de jornal, tirinhas de gibi, filmes, relatos autobiográficos, histórias de surdos famosos, críticas de cinema etc. O trabalho com gêneros

2. Para nos referirmos aos participantes da pesquisa usaremos as iniciais de seus nomes.

foi enfatizado porque é um recurso social de produção do discurso e porque os gêneros são meios que dão forma e viabilizam a materialização das atividades enunciativas.

Em todos os encontros procurou-se enfatizar a escrita em contextos significativos, nos quais os sujeitos fossem capazes de interiorizar a língua portuguesa e perceber sua funcionalidade. Todas as interações discursivas ocorridas nas oficinas foram estabelecidas pela língua de sinais.

Nos episódios a seguir falaremos sobre a formação do grupo de surdos, enfatizando o porquê da procura por esse trabalho, das reflexões que os surdos fazem a respeito da língua portuguesa e das possibilidades de ocorrerem trocas linguísticas durante os encontros.

EPISÓDIO 1

Durante o primeiro encontro, em agosto de 2011, questionamos os oito participantes sobre os motivos que os levaram a procurar o grupo.

Nome	Transcrição da Libras Sistema de notação em palavras [3]	Português
1. N	MUITO PRECISAR$_{15}$ APROFUNDAR PORTUGUÊS PESSOAS PEDIR ESCREVER, LER, SABER. SER BO@ PRECISAR EU	Preciso muito aprofundar o português para que, quando as pessoas me pedirem para escrever e ler, eu saiba. É uma coisa boa que eu preciso para mim.
2. Rs	QUERER$_{15}$ APRENDER MAIS PROFUND@ PORTUGUÊS. DEZEMBRO FAZER$_{futuro}$ VESTIBULAR. QUERER CURSO EDUCAÇÃO FÍSICA. FUTURO PROFESSOR EDUCAÇÃO FÍSICA SURDOS. HOJE FALTAR MUITA+ COISA CONHECER PORTUGUÊS BEM. PRECISAR APRENDER AGORA.	Quero aprender mais a fundo o português, pois em dezembro farei vestibular. Quero fazer o curso de Educação Física para ser, no futuro, professor de educação física de surdos. Faltam-me muitas coisas, hoje, para conhecer bem o português. Preciso aprender isso agora.

3. Os enunciados apresentados em Libras foram transcritos de acordo com Felipe e Monteiro (2001) na primeira coluna; a tradução para o português escrito encontra-se na segunda coluna.

Nome	Transcrição da Libras Sistema de notação em palavras	Português
3. M	VIR$_{1S}$ APRENDER MAIS PORTUGUÊS COMUNICAR MELHOR; PESSOAS VEJAM$_{1S}$ IGUAL.	Vim aprender mais português para poder me comunicar melhor; para que as pessoas me vejam como igual.
4. Rh	VIR APRENDER PORTUGUÊS, PORQUE FALTAR INFORMAÇÕES. QUERER IDEIAS NOVAS, TER MENTE-ABERTA, PRECISAR LER ENTENDER BEM; INFORMAÇÕES ENTENDER.	Eu vim aprender português, pois me faltam informações. Quero ter novas ideias, ter a mente aberta, mas para isso preciso entender bem o que leio; entender as informações.
5. S	VIR$_{1S}$ OFICINA QUERER$_{1S}$ MELHORAR PORTUGUÊS. QUERER FUTURO MEU.	Eu vim para a oficina porque quero melhorar o português. Quero isso para o meu futuro.
6. D	VIR$_{1S}$ APROFUNDAR PORTUGUÊS. IMPORTANTE VESTIBULAR. IMPORTANTE ENTENDER LER.	Vim aprofundar o português. É importante para o vestibular. É importante entender o que se lê.
7. Am	MUITA VONTADE ESTUDAR TRABALHAR, NOV@ AMIG@ OUVINTES, QUERER APRENDER MAIS PORTUGUÊS.	Tenho muita vontade de estudar e trabalhar, de fazer novos amigos ouvintes, por isso quero aprender mais português.
8. Al	PORTUGUÊS M@ DIFÍCIL. NÃO ESCREVER VERGONHA. SENTIR MUITO SOZINHA VERGONHA. MUITO QUERER APRENDER BEM ESCREVER PORTUGUÊS. QUERER APRENDER NOVAS PALAVRAS.	Português para mim é difícil. Eu não escrevo de vergonha. Sinto-me muito sozinha e envergonhada. Quero muito aprender a escrever bem em português. Quero aprender novas palavras.

Por meio desses depoimentos, nota-se que os surdos percebem a importância da língua portuguesa na vida, seja para passar no vestibular, como nos enunciados 2 e 6, seja para conseguir um emprego melhor, como no caso 7. Em todos os depoimentos está explícito o desejo de aprofundar seus conhecimentos na língua, o que demonstra uma conscientização de que o fato de utilizarem--na com mais fluência elevará sua qualidade de vida.

Outra ideia presente nas falas é a de ser aceito pelos ouvintes, como em 3, que diz querer sentir-se igual; em 7, que deseja fazer amizades com ouvintes; e em 8, que explicita sentir vergonha de suas dificuldades. O fato de não se sentirem iguais, de se envergonharem de suas dificuldades, está atrelado a uma construção social. Conforme Skliar (2003), o olhar que existe em nós é definido, regulado e controlado pelo olhar dos outros sobre nós mesmos. Temos um olhar socialmente definido: para onde olhar, como olhar, quem somos nós e quem são os outros – e esse mesmo posicionamento influenciará como somos nós e como são os outros.

No atual discurso a respeito da inclusão, a diversidade e as diferenças teoricamente têm sido consideradas pedagogicamente, mas Skliar (2003) questiona: até que ponto a integração entre surdos e ouvintes ocorre? Pelos discursos de M e Am, existe o desejo de ter amigos ouvintes, mas na realidade isso não ocorre, pois para que isso aconteça é necessário primeiramente ter uma língua em comum.

Os depoimentos também demonstram que, embora essas pessoas estejam cursando o ensino médio ou até mesmo já tenham concluído o ensino superior, ainda apresentam dificuldades no uso da língua portuguesa, o que está de acordo com a literatura. Lodi e Moura (2006) esclarecem que a situação agrava--se mais ao considerar a realidade linguística dos jovens e adultos surdos da atualidade, pois em sua infância a discussão sobre a importância da Libras não teve o espaço necessário para que se efetivasse uma aprendizagem bilíngue no ambiente educacional. Segundo as autoras, as consequências educacionais para os surdos foram desastrosas, pois estes foram submetidos a metodologias voltadas para o ensino de ouvintes. Dessa forma,

> suas experiências educacionais pouco propiciavam o domínio da língua portuguesa, pois as situações de ensino-aprendizagem eram constituídas por atividades que envolviam pouco uso da linguagem escrita, limitadas a textos

"simples" e curtos e a ênfase posta em regras gramaticais. Além disso, por não haver uma língua compartilhada entre professor-aluno estes pouco se entendiam, levando a maioria dos surdos a abandonar os espaços escolares. (Lodi e Moura, 2006, p. 3)

Depois do primeiro encontro do grupo, iniciaram-se as atividades com os textos escritos. Em geral, trazemos um texto impresso para cada membro do grupo, que o lê individualmente, e depois o colocamos em um telão (usando DataShow) para que todos possam ler em conjunto. Durante a leitura, os participantes tiram dúvidas principalmente com relação ao vocabulário da língua portuguesa e a questões gramaticais. É comum que queiram traduzir as palavras termo a termo, não levando em conta o contexto, e aproximem o significado de palavras que já conhecem. Mendes e Novaes (2002) já tinham percebido essas mesmas ocorrências durante o trabalho em uma oficina de leitura para surdos e explicam que a estratégia de continuar a ler mesmo sem conhecer uma palavra permite ao leitor levantar hipóteses e reformulá-las ao longo do texto sem o compromisso com o acerto em cada trecho lido.

EPISÓDIO 2

Nos episódios a seguir, coletados entre setembro e dezembro de 2011, é possível verificar algumas reflexões que os sujeitos do grupo fazem a respeito do vocabulário da língua portuguesa.

Nome	Transcrição da Libras Sistema de notação em palavras	Português
1. Rh	Pergunta ao ler uma notícia:	
	E-M F-A-V-O-R IGUAL P-O-R F-A-V-O-R?	Em favor é igual a por favor?
	Ao ler a respeito de uma passeata que os surdos fizeram, pergunta:	
	P-A-S-S-E-A-T-A FEMININ@. ENTÃO EXISTIR P-A-S-S-E-A-T-O?	Passeata é o feminino. Então existe passeato?

Nome	Transcrição da Libras Sistema de notação em palavras	Português
	Pergunta após estudo de um texto:	
2. Am	SIGNIFICAR O QUE E-X-P-R-E-S-S-O? Terapeuta: É algo rápido: ônibus expresso, café expresso. E-X-P-R-E-S-S-Ã-O E-X-P-R-E-S-S-O COM S-Ã-O? TAMBÉM RÁPIDO?	Am: O que significa expresso? Terapeuta: É algo rápido: ônibus expresso, café expresso. Am: E expressão. É expresso com são? É uma coisa rápida também?
	Durante a leitura de uma tirinha de gibi, em um dos balões, Cebolinha dizia: Que barato!"	
3. Rh	BARATO-PREÇO Terapeuta: Aqui, nesse contexto, barato significa legal. Rh: AH, BARATO TRÊS SIGNIFICADOS: BARATO-PREÇO, BARATO-LEGAL, BARATO--BARATA.	Rh: Que barato (fazendo o sinal em Libras que corresponde ao de preço baixo). Terapeuta: Aqui, nesse contexto, barato significa legal. Rh: Ah, então barato tem três significados: preço baixo, legal e o barato masculino de barata.

Esses episódios demonstram que os surdos refletem sobre a língua escrita de acordo com suas vivências com a língua, o que faz que muitas vezes tentem construir sentidos a partir de formas linguísticas isoladas e de significação única, o que também já tinha sido percebido por Lodi (2006). Cabe ressaltar que os questionamentos realizados no grupo são endereçados ao terapeuta, mas são respondidos ora pela terapeuta, ora pelos outros participantes do grupo, quando estes se sentem confiantes para fazê-lo.

Mediante essa realidade, durante um dos encontros, foi proposto aos participantes formular opiniões a respeito das atividades, ou seja, poderiam escrever sobre aspectos que lhes traziam satisfação, sobre situações de que não gostavam e dar sugestões que seriam analisadas como contribuições individuais sobre o desenvolvimento da oficina. Esses questionamentos estavam relacionados à exposição de ideias individuais, proporcionando um espaço de reflexão acerca do que os sujeitos estavam sentindo e vivenciando no grupo.

Foram coletados cinco relatos, tendo todos os participantes respondido às questões solicitadas por escrito e individualmente. Ressalte-se que os participantes não tiveram momentos de discussão entre si antes nem depois da atividade.

EPISÓDIO 3

Em relação ao primeiro questionamento, "Do que você gosta na oficina?", os cinco participantes manifestaram apreço e satisfação na realização dos encontros, como exemplificam os relatos a seguir:

Nome	Texto[4]
1. Rn	Eu gosto de aprender e estudar sobre português porque eu quero mais aprender. A oficina de português foi muito bom.
2. N	Gostei aqui a Oficina que já apresentou como filme, dar o exercício, correção dos textos etc.
3. Rh	Sim, eu gostei muito do curso português para os surdos importante. Preciso aprender desenvolvimento para português, traz conhecimento as novas palavras, notícia, treino as frases muito importante. Boa atividade.

Percebe-se pelas respostas de 2 e 3 que alguns surdos ainda têm uma visão do funcionamento da língua portuguesa como código que precisa ser treinado, corrigido, exercitado. Apesar de trabalharmos na oficina com práticas linguísticas contextualizadas que visam ao aprimoramento da língua, provavelmente os surdos usem e esperem esse tipo de estratégia com as quais estão acostumados pela sua experiência anterior com a língua escrita. Lodi (2006) também encontrou aspectos semelhantes e os explora discutindo que, para os surdos, o uso da linguagem distancia-se de seus contextos sociais, o que faz que fiquem cristalizados em conceitos que

---

[4]. Cabe ressaltar que os textos escritos foram mantidos na forma original de escrita.

classificam e dividem a língua sem fazer uma reflexão sobre seu uso e seu valor social.

Outro ponto comum nas respostas surgiu quando os participantes foram questionados a respeito daquilo de que sentem falta durante as oficinas. Foram coletadas as seguintes respostas:

Nome	Texto
1. Rn	Acho, falta de mais profundo e tem que explica mais sobre português (exemplo: de, com, a, o, por, sujeito, plural etc.).
2. N	O que pode melhorar aqui na oficina, acho para mim estudar ou fazer exercícios como básico ou intermediário diferente dos textos e das palavras entre com contexto das frases... e pode continuar corrigido como todos os alunos.
3. S	Surdos têm dificuldade de escrever redação, a professora deverá ajudar como corrigir, explicar sobre preposição, verbos... (diretamente c/ alunos).
4. Rh	Falta de gramática, o surdo pouco conhece a gramática, quero aprender a gramática importante. A gramática entender importante.

Essas falas corroboram o que Smolka (2000) afirma sobre o ensino e a função da escrita. Segundo a autora, na escola muitas vezes este fica reduzido a uma simples técnica que serve a sistema de reprodução cultural e produção em massa. A escola reduz assim sua preocupação aos erros da ortografia e da gramática, que acabam sendo os únicos pontos que consegue ver e avaliar, o que faz que a função social da escrita como interação e interlocução nas suas várias possibilidades não seja percebida pelos seus aprendizes.

No episódio a seguir, percebe-se uma interação do grupo discutindo exatamente seus "erros" gramaticais e a correção necessária, o que mais uma vez nos leva a pensar que as manifestações linguísticas dos surdos não são percebidas pela maioria das escolas como fatos que fazem parte do processo de construção do objeto escrito.

EPISÓDIO 4

Transcrição da Libras Sistema de notação em palavras	Português
M: ÀS VEZES REPETIR ERRO+ IGUAL. SENTIR₁ₛ MAL REPETIR ERROS IGUAL.	M: Às vezes vou repetir os mesmos erros. Sinto-me mal repetindo os mesmos erros.
S: POR EXEMPLO ERRAR N-A-C-A-S-A D-A-C--A-S-A	S: Por exemplo, errar "na casa" "da casa".
Rh: ISSO. EU TAMBÉM. M@ PAI CORRIGIR TEXTO₁ₛ. ERRAR₁ₛ ᴾᴬˢˢᴬᴰᴼTAMBÉM.	Rh: É, comigo também. Meu pai quem corrigia os textos para mim. Eu errava também.
M: ISSO. MAS M@ FAMÍLIA NUNCA EU. É DIFERENTE. TER₁ₛᴾᴬˢˢᴬᴰᴼ PROCURAR PROFESSOR@, FONOAUDIÓLOG@ FAZER ISSO. EU MAIS DIFÍCIL.	M: É, mas a minha família nunca fez isso comigo. É diferente. Eu tinha que procurar o professor ou a fonoaudióloga para fazer isso. Para mim é mais difícil.

Além desse trabalho com os aspectos gramaticais e práticos da língua escrita, notou-se que no decorrer dos encontros um vínculo foi se consolidando entre os participantes. Isso pode ser notado nos próximos dois episódios.

EPISÓDIO 5

Os participantes estavam lendo a crítica de um filme que dizia que uma atriz fazia o papel de surda-cega.

Transcrição da Libras Sistema de notação em palavras	Português
Rh: PAPEL? O QUE PAPEL? (segura na folha do caderno, questionando).	Rh: Papel? O que é papel? (segura na folha do caderno, questionando).
S: PESSOA FAZER PAPEL BO@, M@...	S: A pessoa faz o papel de boa, de má...
N: PERSONAGEM FILME	N: É o personagem do filme.
R: AH. ENTENDER. PAPEL PODER MAIS SIGNIFICADO.	R: Ah. Entendi. Papel pode ter mais de um significado.

EPISÓDIO 6
A terapeuta está falando sobre biografia.

Transcrição da Libras Sistema de notação em palavras	Português
Terapeuta: Biografia é...	**Terapeuta:** Biografia é...
Rh: B-I-O SIGNIFICAR VIDA, G-R-A-F-I-A ESCRITA, ENTÃO B-I-O-G-R-A-F-I-A SIGNIFICAR HISTÓRIA--D-E-VIDA.	**Rh:** Bio significa vida, grafia é escrita, então biografia é a história de vida.
M: HISTÓRIA VIDA. (...) F-I-L-M-O-G-R-A-F-I-A HISTÓRIA FILME?	**M:** História de vida. (...) Filmografia é a história dos filmes?

Esse episódio demonstra que se formou um forte vínculo entre os participantes do grupo. Tal vínculo fez que eles começassem a discutir, trocar ideias e experiências entre si, estabelecer relações, compartilhar interesses, dificuldades e motivações sem que houvesse a interferência dos profissionais.

CONSIDERAÇÕES FINAIS

ESTE ARTIGO, BASEADO NA PERSPECTIVA sócio-histórico-cultural, pretendeu discutir questões sobre o grupo terapêutico fonoaudiológico, tais como a formação do grupo, a possibilidade de trocas linguísticas durante as oficinas e as reflexões que os surdos fazem a respeito da língua portuguesa.

Quanto à formação do grupo, percebeu-se que as experiências que os surdos têm com a língua escrita por meio de práticas de letramento interferem em sua produção escrita durante os encontros. Assim, os três surdos que já haviam concluído o ensino médio e estavam para concluir ou já concluíram o ensino superior, em geral, tinham mais conhecimento da língua portuguesa do que os outros. Isso nos leva a concluir que o nível de letramento de cada sujeito interferiu nas atividades de leitura e escrita realizadas durante os encontros do grupo.

Também se percebeu que todos os sujeitos se arriscavam mais nas discussões em língua de sinais, comentavam, discutiam, questionavam, trocavam ideias, porém os que tinham um nível menor de letramento encontravam mais limitações para escrever, questionavam mais e pediam mais ajuda das terapeutas. Além disso, notou-se que os surdos com maior conhecimento da língua portuguesa são aqueles que fazem mais reflexões sobre a língua e questionam mais seu funcionamento.

A proposta da oficina de português para surdos partiu de uma necessidade linguística dos surdos de aprendê-lo como segunda língua, fosse para passar no vestibular, encontrar um trabalho melhor ou fazer amizades com os ouvintes. Percebeu-se que os surdos participantes da oficina sabem que o uso do português escrito pode garantir sua melhor inserção social.

Por meio das atividades realizadas no grupo, seus integrantes puderam também repensar a educação que tiveram nas escolas em que estudaram e reagir até com certo estranhamento à função social da língua escrita. A Libras, língua dos participantes dessa oficina, serviu como base sustentadora desse processo. Assim, as construções escritas só se tornaram possíveis por haver uma língua em comum entre os participantes e os outros integrantes do grupo. À medida que os encontros da oficina foram se consolidando, os surdos passaram a ressignificar a língua portuguesa escrita, a lançar hipóteses e a interagir sobre e a partir dessa língua, podendo dessa forma inserir-se em práticas sociais de leitura e escrita que podem melhorar diretamente sua qualidade de vida.

REFERÊNCIAS BIBLIOGRÁFICAS

BAKHTIN, M. *Estética da criação verbal*. 4. ed. São Paulo: Martins Fontes, 2003.
BAKHTIN, M.; VOLOCHINOV, V. N. *Marxismo e filosofia da linguagem*. São Paulo: Hucitec, 2004.
BERBERIAN, A. P.; MORI-DE-ANGELIS, C. C.; MASSI, G. A. (orgs.). *Letramento: referências em saúde e educação*. São Paulo: Plexus, 2006.
BERNARDINO, E. L. *Absurdo ou lógica? A produção linguística do surdo*. Belo Horizonte: Profetizando Vida, 2000.
BOTELHO, P. *Linguagem e letramento na educação dos surdos. Ideologias e práticas pedagógicas*. Belo Horizonte: Autêntica, 2002.
FARACO, C. A. *Linguagem & diálogo: as ideias linguísticas do Círculo de Bakhtin*. São Paulo: Parábola, 2009.
FELIPE, T. A.; MONTEIRO, M. S. *Libras em contexto: curso básico, livro do professor-instrutor*. Brasília: Programa Nacional de Apoio à Educação dos Surdos, MEC/Seesp, 2001.
GARCIA, A. L. M.; MORI-DE-ANGELIS, C. C. *Letramento e atuação fonoaudiológica em Unidades Básicas de Saúde*. Relatório final de pesquisa apresentada na Pontifícia Universidade Católica de São Paulo, 2004.
GUARINELLO, A. C. *O papel do outro na escrita de sujeitos surdos*. São Paulo: Plexus, 2007.
GUARINELLO, A. C; MASSI, G.; BERBERIAN, A. P. "Surdez e linguagem escrita: um estudo de caso". *Revista Brasileira de Educação Especial*, Marília, v. 13, n. 2, 2007, p. 205-18.
GUARINELLO, A. C. et al. "Surdez e letramento: pesquisa com surdos universitários de Curitiba e Florianópolis". *Revista Brasileira de Educação Especial*, Marília, v. 15, n. 1, 2009, p. 99-120.
LACERDA, C. B. F.; LODI, A. C. B. "A inclusão escolar bilíngue de alunos surdos: princípios, breve histórico e perspectivas". In: LODI, A. C. B.; LACERDA, C. B. F. (orgs.). *Uma escola, duas línguas: letramento em língua portuguesa e língua de sinais nas etapas iniciais de escolarização*. Porto Alegre: Mediação, 2009, p. 11-32.
LEBEDEFF, T. B. "O que lembram os surdos de sua escola: discussão das marcas criadas pelo processo de escolarização". In: THOMA, A. S.; LOPES, M. C. *A invenção da surdez II: espaços e tempos de aprendizagem na educação de surdos*. Santa Cruz do Sul: Edunisc, 2005, p. 47-62.
LODI, A. C. B. *A leitura como espaço discursivo de construção de sentidos: oficinas com surdos*. Tese (Doutorado em Linguística Aplicada e Estudos da Linguagem), Pontifícia Universidade Católica de São Paulo, São Paulo (SP), 2004.
_____. "Leitura em segunda língua: um estudo com surdos adultos". In: BERBERIAN, A. P.; MORI-DE-ANGELIS, C.; MASSI, G. *Letramento: referenciais para saúde e educação*. São Paulo: Plexus, 2006, p. 244-73.

LODI, A. C.; MOURA, C. "Primeira língua e constituição do sujeito surdo: uma transformação social". *Educação Temática Digital*, Campinas, v. 7, n. 2, 2006, p. 1-13.

MACHADO, M. L. C. A. *Grupo de linguagem escrita: uma proposta de intervenção fonoaudiológica*. Dissertação (Mestrado em Distúrbios da Comunicação), Universidade Tuiuti do Paraná, Curitiba (PR), 2007.

MACHADO, M. L. C. A.; BERBERIAN, A. P.; MASSI, G. "A terapêutica grupal na clínica fonoaudiológica voltada a linguagem escrita". In: SANTANA, A. P. *et al.* (orgs.). *Abordagens grupais em fonoaudiologia: contextos e aplicações*. São Paulo: Plexus, 2007, p. 58-75.

MASSI, G. *et al.* "Enfoques acerca da aquisição da linguagem escrita: distúrbios ou hipóteses". In: BERBERIAN, A. P.; MASSI, G.; GUARINELLO, A. C. (orgs.). *Linguagem escrita: referenciais para a clínica fonoaudiológica*. São Paulo: Plexus, 2003, p. 39-60.

MENDES, B. C. A.; NOVAES, B. C. A. C. "Oficina de leitura com adolescentes surdos: uma proposta fonoaudiológica". In: BERBERIAN, A. P.; MASSI, G. A.; GUARINELLO, A. C. *Linguagem escrita: referenciais para a clínica fonoaudiológica*. São Paulo: Plexus, 2002, p. 125-60.

PANHOCA, I. "Grupo terapêutico-fonoaudiológico: refletindo sobre esse novo fazer". In: FERREIRA, L. P.; BEFI-LOPES, D. M.; LIMONGI, S. C. O. (orgs.). *Tratado de fonoaudiologia*. São Paulo: Roca, 2004, p. 1054-8.

PANHOCA, I.; BAGAROLLO, M. F. "Sujeitos autistas em terapêutica fonoaudiológica grupal". In: SANTANA, A. P. *et al.* (orgs.). *Abordagens grupais em fonoaudiologia: contextos e aplicações*. São Paulo: Plexus, 2007, p. 121-37.

RIBEIRO, V. M. *Letramento no Brasil: reflexões a partir do Inaf 2001*. São Paulo: Global, 2004.

SANTANA, A. P. "O processo de aquisição da linguagem: estudo comparativo de duas crianças usuárias de implante coclear". *Revista Distúrbios da Comunicação*, São Paulo, v. 17 n. 2, 2005, p. 233-43.

_____. *Surdez e linguagem – Aspectos e implicações neurolinguísticas*. São Paulo: Plexus, 2007.

SKLIAR, Carlos. *Pedagogia (improvável) da diferença: e se o outro não estivesse aí?* Rio de Janeiro: DP&A, 2003.

SMOLKA, A. B. B. *A criança na fase inicial da escrita*. São Paulo: Cortez, 2000.

SOARES, M. "Letramento e alfabetização: as muitas facetas". *Revista Brasileira de Educação*, Rio de Janeiro, n. 25, 2004, p. 5-17.

SVARTHOLM, K. "Bilinguismo dos surdos". In: SKLIAR, C. (org.). *Atualidade da educação bilíngue*. v. 2. Porto Alegre: Mediação, 1999, p. 15-24.

10. Atividades grupais e o protagonismo juvenil em saúde do escolar no âmbito da fonoaudiologia

VÂNIA MUNIZ NEQUER SOARES
ADRIANA BENDER MOREIRA DE LACERDA

INTRODUÇÃO

NAS ÚLTIMAS DUAS DÉCADAS, a atenção à saúde do adolescente tornou-se prioridade em muitos países. Isso se deve à constatação de que a formação do estilo de vida do adolescente é crucial não somente para ele como para as gerações futuras. Adolescentes e jovens (10-24 anos) representam 29% da população mundial, 80% deles vivendo em países em desenvolvimento (Brasil, 2008).

Segundo a Pesquisa Nacional por Amostra de Domicílios (Pnad), realizada pelo IBGE, em 2008 o Brasil tinha 17,5 milhões de adolescentes com idade entre 10 e 14 anos, 97,9% deles frequentando a escola, e 17 milhões na faixa etária de 15 e 19 anos, 84,1% deles na escola. Desse modo, a escola constitui um espaço privilegiado para a implementação das políticas públicas – especialmente de saúde – para indivíduos dessas faixas etárias (IBGE, 2009).

Em 2009, em resposta ao Decreto n. 6.286/2007, que instituiu o Programa Saúde na Escola (PSE), foi implantado no Brasil o Sistema Nacional de Monitoramento da Saúde Escolar, com o objetivo de integrar as redes de educação básica e de atenção básica à saúde nos territórios de responsabilidade das equipes de saúde da família (Brasil, 2002b).

Para esse monitoramento realizou-se a Pesquisa Nacional de Saúde do Escolar (PeNSE), que se tornou um dos instrumentos para subsidiar com informações os gestores e, assim, dar sustentabilidade ao sistema de vigilância para escolares. Os resultados da pesquisa demonstraram um quadro preocupante no que se refere a esse importante contingente populacional, com problemas como consumo de álcool e drogas, violência, bullying, atividade sexual precoce, sedentarismo e alimentação inadequada (IBGE, 2009).

Considerando esse novo perfil demográfico e social e os resultados do PeNSE, é de fundamental importância elaborar estratégias que focalizem a saúde da população adolescente e do jovem com ações promotoras da saúde, além das preventivas e curativas, capazes de garantir a assistência integral à saúde juvenil. Nessa perspectiva, a integração entre os setores da saúde e da educação deve ser incentivada a fim de promover a saúde, a qualidade de vida do adolescente e a prevenção de doenças.

A promoção de saúde ocorre mediante mudanças dos fatores condicionantes da ocorrência do dano à saúde, na melhoria das condições de vida e de trabalho, e nos fatores comportamentais por meio de estratégias educativas que visem a mudanças no estilo de vida. Já a prevenção de doenças se refere a intervenções orientadas para evitar o surgimento de doenças específicas, reduzindo sua incidência e prevalência nas populações (Czeresnia, 2003).

Entre as ações educativas na promoção em saúde, destacam-se as práticas pedagógicas problematizadoras, apontadas como as mais adequadas na educação em saúde (Pereira, 2003; Alvim e Ferreira, 2007; Brasil, 2009a). Elas têm por objetivo promover a valorização do saber do educando e instrumentá-lo para transformar sua realidade e a si mesmo, estimulando a participação grupal juvenil com a prática do protagonismo juvenil.

Isso significa, em tese, colocar o jovem e seu grupo à frente das discussões dos problemas relativos à sua saúde, à escola, à comunidade e à sociedade de maneira geral. Ou seja, ouvir, compreender e respeitar o adolescente.

Nesse contexto, este capítulo discute as políticas públicas de saúde e suas implicações na prática profissional; a escola como espaço de promoção de saúde; e as atividades grupais e o protagonismo juvenil em educação em saúde com vistas a promoção da saúde e a prevenção dos distúrbios da comunicação nos jovens.

OS ADOLESCENTES, AS POLÍTICAS PÚBLICAS DE SAÚDE E AS IMPLICAÇÕES PARA A PRÁTICA PROFISSIONAL

HORTA E SENA (2010) ALERTAM para o fato de ainda existir no Brasil uma (in)definição conceitual sobre adolescência e juventude. Focam-se os conceitos em faixas etárias limitantes e nas questões de risco e vulnerabilidade, o que se reflete na estruturação de políticas públicas para essa população. Para Spósito *et al.* (2006), a ideia de adolescência carrega estigmas e estereótipos que designam aqueles que ameaçam a sociedade. Segundo os autores, embora discursos mais atuais busquem construir acepções capazes de propor maior positividade na imagem dos segmentos juvenis, eles continuam dissociados da prática, que é destinada aos "vulneráveis".

Considerando o significativo número de adolescentes e jovens no cenário brasileiro e seu "não lugar social", existe um longo e importante caminho a ser percorrido na implementação de políticas públicas para essa população. Nesse sentido, a produção acadêmica e técnica dos profissionais pode contribuir nesse processo, especialmente no que alude ao reconhecimento do lugar do adolescente na sociedade. No entanto, Horta e Sena (2010) referem que muitas publicações da área da saúde apresentam uma compreensão fragmentada do processo saúde-doença, com pouca repercussão na atenção integral à saúde dos adolescentes.

O Estatuto da Criança e do Adolescente, Lei n. 8.069/90, circunscreve a adolescência como o período de vida que vai dos 12 aos 18 anos de idade; já a Organização Mundial da Saúde (OMS) delimita-a como a segunda década de vida (dos 10 aos 19 anos). Entretanto, para Cavalcante *et al.* (2008), os conceitos não devem estar limitados a faixas etárias, uma vez que a adolescência compreende a transformação do jovem até a idade adulta, não apenas do ponto de vista biológico mas também social e, principalmente, psicológico. Nessa ótica, a utilização das estratégias da promoção da saúde ajuda a desenvolver um pensamento crítico e reflexivo para o posicionamento e as escolhas que servirão para a vida presente dos adolescentes e seu futuro quando adultos.

Estudos apontam como fundamental que as ações para os adolescentes sejam implicadas/coerentes com seu cotidiano e numa perspectiva de sujeitos sociais – o que envolve ações que vão além das práticas atuais, consideradas descontínuas, pouco envolventes e pontuais. Também apontam a necessidade de as políticas e os programas definirem a saúde dessa população, ultrapassando o recorte setorial e buscando ações integradas que tenham maior potencial para alterar o quadro de vulnerabilidades dos adolescentes (Horta e Sena, 2010; Spósito et al., 2006; Gomes e Horta, 2010).

Assim, os avanços nas políticas públicas direcionadas aos adolescentes devem caminhar na perspectiva de considerá-los sujeitos sociais e de direitos e na compreensão do processo saúde-doença para além de riscos.

A preocupação com o desenvolvimento de ações voltadas para a promoção de saúde dos adolescentes no Brasil pode ser evidenciada nos diversos documentos e publicações do Ministério da Saúde, especialmente depois da criação do Programa de Saúde do Adolescente em 1989, conforme o Quadro 1. A adoção do conceito de promoção da saúde como elemento redirecionador da política do Ministério da Saúde mais recentemente impõe a necessidade de sistematizar, em conformidade com os princípios do Sistema Único de Saúde, propostas intersetoriais que provoquem ou reforcem o desenvolvimento de ações com os mais diferentes setores e envolvam especialmente os adolescentes e jovens nessa construção.

QUADRO 1

CRONOLOGIA DOS DOCUMENTOS E PUBLICAÇÕES DO MINISTÉRIO DA SAÚDE RELATIVOS À POLÍTICA DE ATENÇÃO À SAÚDE DOS ADOLESCENTES NO BRASIL

1984	Programa Nacional de Saúde do Escolar
1989	Programa Saúde do Adolescente: bases programáticas
1993	Normas de Atenção Integral do Adolescente
1999	Saúde e desenvolvimento da juventude brasileira: construindo uma agenda nacional
2000a	Adolescentes promotores da saúde: uma metodologia de capacitação
2000b	Prevenir é sempre melhor: DST e Aids.
2000c	A adolescente grávida e os serviços de saúde do município
2001	Protagonismo juvenil: caderno de atividades
2002a	A saúde de adolescentes e jovens: uma metodologia de autoaprendizagem para equipes de atenção básica de saúde: módulo básico
2002b	A promoção da saúde no contexto escolar. Informe técnico-institucional
2005a	Marco legal: saúde, um direito de adolescentes
2005b	Saúde integral de adolescentes e jovens: orientações para a organização de serviços de saúde
2006	Marco teórico e referencial: saúde sexual e saúde reprodutiva de adolescentes e jovens
2007a	A saúde de adolescentes e jovens: uma metodologia de autoaprendizagem para equipes de atenção básica de saúde: módulo avançado
2007b	Programa de Saúde na Escola
2008	Um olhar sobre o jovem no Brasil
2010	Diretrizes nacionais para a atenção integral à saúde de adolescentes e jovens na promoção, proteção e recuperação da saúde

O elo entre saúde e educação nesse processo é visto como necessário, potencializador e fundamental. No Brasil, uma primeira iniciativa ocorreu com o então denominado "Programa Nacional de Saúde do Escolar", criado em 1984, ainda que de forma restrita e desarticulada, por meio do Fundo de Desenvolvimento da Educação, que propunha ações que deveriam proporcionar aos escolares condições adequadas de promoção, proteção e recuperação da saúde, "de modo que o processo educacional se desenvolvesse plenamente". Até o ano de 2005, as ações desse Programa se concentravam apenas em campanhas que visavam à reabilitação visual e auditiva dos adolescentes (Gomes e Horta, 2010).

Embora essa primeira versão do Programa não tenha obtido êxito, o governo não o abandonou por completo, sendo criada nessa época uma câmara intersetorial com o objetivo de formular diretrizes que instruiriam uma futura Política Nacional de Educação e Saúde na Escola, culminando em 2007 com a criação do "Programa Saúde na Escola" (Gomes e Horta, 2010).

Em dezembro de 2007, o presidente da República e os ministros da Educação e da Saúde assinam então o Decreto n. 6.286, instituindo o "Programa Saúde na Escola" como parte integrante do Plano Nacional de Desenvolvimento da Educação (PNE). Segundo o parágrafo único do artigo 4.º, "as equipes de saúde da família realizarão visitas periódicas e permanentes às escolas participantes do PSE para avaliar as condições de saúde dos educandos, bem como para proporcionar o atendimento à saúde ao longo do ano letivo, de acordo com as necessidades locais de saúde identificadas".

A Estratégia de Saúde da Família (Brasil, 2002a e 2002b) pode ser um dos caminhos para a aproximação do cotidiano dos adolescentes a fim de viabilizar melhorias na qualidade de vida. Faz-se necessária para tanto a qualificação dos profissionais de saúde, a fim de que sejam sensibilizados e despertados para o olhar para os adolescentes como autores de sua história, com grande potencial para parcerias e reflexões.

No entanto, para maior eficácia desses programas e políticas é importante considerar o envolvimento da família, bem como de outros espaços sociais em que se concretizam os modos de vida juvenis, nos quais sejam discutidos os melhores mecanismos de socialização, cidadania e participação dos adolescentes como sujeitos nos cuidados com a saúde e na prevenção dos distúrbios da comunicação (Gomes e Horta, 2010).

A ESCOLA COMO ESPAÇO PARA A PROMOÇÃO DE SAÚDE

A IDEIA DE PROMOÇÃO da saúde vem sendo discutida e abordada mundialmente como proposta e estratégia internacional para melhorar a saúde e a qualidade de vida da população. No Brasil, no entanto, a discussão desse tema e de sua aplicação prática é ainda incipiente – tanto no setor saúde como fora dele até nos meios acadêmicos (Brasil, 2009b). Faz-se necessário ampliar a utilização dessa estratégia para que possamos mudar a visão sobre ter e obter saúde, aumentando a expectativa de vida saudável.

Vinculada à função pedagógica, a escola tem uma função social e política voltada para a transformação da sociedade, relacionada ao exercício da cidadania e ao acesso às oportunidades de desenvolvimento e de aprendizagem, razões que justificam ações dirigidas para a comunidade escolar para dar concretude às propostas de promoção da saúde (Brasil, 2002b).

A escola, muitas vezes sem perceber, se envolve na promoção da saúde dos escolares, ofertando ações além das aulas curriculares, capazes de provocar reflexões sobre o cuidado com a saúde. Assim, a escola torna-se um espaço que transcende as ações escolares focadas no ensino de conteúdos. É onde o indivíduo torna-se membro de um grupo, adquire os hábitos e valores característicos, e em que ocorre a socialização e se entra em contato com o conceito de cidadania.

Revela-se, aí, um vasto campo de possibilidades, atividades culturais e de lazer que são realizadas por intermédio da escola e, vinculadas à socialização, contribuem para a promoção da saúde. Não só dos adolescentes, mas interagindo com a própria comunidade, por diferentes programas como *shows*, exposições e outros relatados pelos coordenadores, capazes de contribuir para a socialização deles, com repercussão em sua qualidade de vida. Nessa construção, são trabalhados diferentes conteúdos teóricos que se inserem na própria vivência dos jovens e estimulam a promoção da saúde.

Nesse contexto, torna-se essencial implementar estratégias integradas de aproximação dos profissionais da saúde com o sistema educacional, suas unidades de ensino e suas representações políticas, sem deixar de considerar como essenciais a formação e a qualificação docentes, para as práticas da promoção e da educação em saúde, na expectativa de que essas estratégias fomentem a adoção de hábitos de vida mais saudáveis e promovam mudanças individuais e organizacionais necessárias.

AS ATIVIDADES GRUPAIS COM ADOLESCENTES NA EDUCAÇÃO E NA PROMOÇÃO DA SAÚDE

UM DOS COMPONENTES mais significativos do desenvolvimento na adolescência compreende a tendência grupal. O forte vínculo com o grupo é uma manifestação de defesa do adolescente, numa busca de identidade "fora" do âmbito familiar. No grupo escolhido, ou no grupo em que é acolhido, o jovem tende a sentir-se protegido, seguro, encorajado e compreendido (Lourenço, 2006).

Portanto, as atividades grupais como método de educação em saúde devem ter primazia na faixa etária dos adolescentes e podem ser introduzidas em ambulatórios, comunidades, escolas e em treinamentos de profissionais. O grupo é um espaço privilegiado para a promoção da saúde e a prevenção de agravos. É nesse espaço de atenção, também, que se pode construir uma rede de proteção social que garanta os direitos dessa população (Brasil, 2010).

As atividades grupais com adolescentes pressupõem a criação de um clima lúdico e de liberdade, que os engaje e faça emergir a motivação para a aprendizagem; a aplicação das técnicas que oportunizem a reflexão crítica, a ressignificação de emoções, valores e conhecimentos; e especialmente ofereça um espaço para a participação ativa dos jovens, ou seja, um espaço para o desenvolvimento do protagonismo juvenil (Lourenço, 2006).

O fundamental nas atividades grupais é que podemos desenvolver a promoção da saúde humana, com vistas ao desenvolvimento da autoestima, do juízo crítico, do plano de vida, da criatividade e de estilos de vida saudáveis, não apenas como conquista individual, mas como um "bem comum". Isso requer dos profissionais atenção especial às relações construídas pelo grupo e habilidade para promover a problematização e a reflexão entre os adolescentes.

Outra vantagem dos grupos com adolescentes é a de vivenciarem experiências simples, mas para muitos deles inéditas e inusitadas em relação às que têm no cotidiano familiar, escolar e comunitário. Nessas experiências simples, muitas vezes vivenciam pela primeira vez atenção, respeito, competência, responsabilidade, negociação ou importância da comunicação e da própria importância.

A prática de modelos de educação em saúde que impactem a saúde individual e coletiva é ainda um desafio para os profissionais da área. Pouco abordada na formação profissional, ela está focada ainda no modelo da pedagogia tradicional, concentrando-se em palestras teóricas, que são geralmente descontextualizadas, pouco interativas e não valorizam o conhecimento prévio da população e a compreensão dos conteúdos abordados. Ou então apoiada na pedagogia condicionadora que enfatiza os resultados das manifestações empíricas e operacionais na troca de conhecimentos, respostas e habilidades, situação em que o receptor recebe estímulos e recompensas a fim de produzir uma resposta desejada pelo educador (Bordenave, 1983).

Entretanto, para uma atuação mais eficiente na promoção e prevenção à saúde do adolescente, é importante conhecer as características dos jovens, levando-se em conta a situação socioeconômica e cultural, a origem e os costumes e interesses dessa população. Por outro lado, existe a necessidade de formar profissionais com a visão de promoção da saúde e da educação popular/problematizadora, para que possam contribuir de maneira mais efetiva para a melhoria da qualidade de vida dos adolescentes e na sua constituição como cidadãos.

A pedagogia problematizadora se apresenta como um modelo inovador, pois consiste na valorização do aluno participante na transformação social, capaz de desenvolver soluções originais e criativas, sendo ainda pouco adotada no processo educativo em educação em saúde.

O modelo problematizador ou da educação popular, baseado na teoria freireana, possibilita ao adolescente o direito a ter informações para participar ativamente de ações de saúde, o que contribui para uma sociedade mais democrática e favorece o desenvolvimento das potencialidades dos indivíduos e das coletividades (Pereira, 2003). Tal modelo utiliza os seguintes princípios: dialogicidade como exercício vivo de diálogo; transitividade da consciência, de ingênua a crítica; pedagogia crítico-reflexiva; transformação-ação; e educação dialógica. A partir desses princípios devem-se buscar ferramentas ou métodos para interagir com os indivíduos e, por meio dos fatos vivenciados, promover uma nova consciência crítica com vistas ao autocuidado individual para a promoção da saúde e da qualidade de vida (Alvim e Ferreira, 2007).

Para Camargo (2008), a educação em saúde no trabalho com adolescentes deve compreender o desenvolvimento de ações que democratizem o acesso às informações sobre bens, serviços, políticas públicas e sociais. Tal acesso é necessário à efetivação do alcance à saúde e dos demais direitos sociais. Precisa contribuir para a formação de consciência crítica e incentivar o exercício do controle social, o desenvolvimento da solidariedade e da justiça, aspectos convergentes entre saúde e educação.

O PROTAGONISMO JUVENIL EM SAÚDE E NA PREVENÇÃO DOS DISTÚRBIOS DA COMUNICAÇÃO

COMO REFERIDO, OS ADOLESCENTES almejam ser ouvidos e ter sua capacidade reconhecida. Assim, para uma atuação mais eficiente na promoção da saúde e na prevenção das doenças, recomenda-se o desenvolvimento e o fortalecimento das atividades grupais baseadas na participação e no protagonismo juvenil, indispensável em formações que visam fomentar a participação juvenil.

No campo da educação, o termo "protagonismo juvenil" designa a atuação do adolescente como personagem principal de uma iniciativa, atividade ou projeto voltado para a solução de problemas reais. O cerne do protagonismo é a participação ativa e construtiva do adolescente e de seu grupo na vida da escola, da comunidade ou da sociedade mais ampla (Costa, 2007).

O protagonismo juvenil, do ponto de vista social, pressupõe uma relação dinâmica entre formação, conhecimento, participação, responsabilização e criatividade como mecanismos de fortalecimento da perspectiva de educar para uma cidadania ética e responsável e para a valorização das expressões juvenis (Silva e Luz, 2008). Para Costa (1999, 2000), o educando, sob essa visão, passa a ser não um receptor passivo, mas uma fonte autêntica de iniciativa, compromisso e liberdade.

Perceber que o adolescente pode ser parte da solução de diversas questões e não um problema a ser enfrentado é o desafio da maioria dos profissionais da saúde e da educação que trabalham com grupos de jovens (Boghossian e Minayo, 2009).

A proposta metodológica do protagonismo juvenil voltada à promoção da saúde visa, segundo Serra e Cannon (1999), à educação para o autocuidado e ao desenvolvimento da autoestima e de atitudes/comportamentos saudáveis segundo a percepção da necessidade de adotar um estilo de vida saudável.

Fundamentado pela teoria cognitiva social, Bandura (1986) argumenta que comportamentos são aprendidos e adaptados entre as relações interpessoais com os outros e com o ambiente em um modelo recíproco, no qual os sujeitos podem compreender e antecipar resultados de um comportamento prescrito. Nessa perspectiva, as ações voltadas à promoção e à prevenção protagonizadas por líderes adolescentes e jovens saudáveis e com um estilo de vida adequado podem influenciar outros jovens (Sobel e Meikle, 2008).

Desse modo, recomenda-se capacitar grupos de estudantes para serem promotores de saúde no âmbito da fonoaudiologia e facilitadores das práticas voltadas à prevenção dos distúrbios da comunicação, baseadas no conhecimento dos determinantes para saúde auditiva, motricidade orofacial, voz e linguagem, com a participação ativa dos adolescentes e jovens.

Os distúrbios na comunicação ocorrem devido à privação sensorial, física ou mental de diferentes graus, além da influência dos aspectos sociais e culturais – como hábitos e condições de vida e experiências objetivas dos sujeitos, entre outros aspectos –, e podem se manifestar em qualquer etapa da vida nas áreas da linguagem, voz, motricidade orofacial e audição. Há evidências de que os distúrbios da comunicação sejam causados por fatores condicionantes aos determinantes da saúde, podendo provocar impacto na qualidade de vida (Andrade, 1995; Chun, 2004; Zocoli, Morata e Marques, 2009).

Nesse contexto, promover saúde e prevenir significa oferecer melhor qualidade de vida e bem-estar às populações atendidas no âmbito da fonoaudiologia (Penteado e Servilha, 2004; Lipay e Almeida, 2007; Almeida e Reis, 2009; Chun, 2009; Tomé, 2009).

Para capacitar os jovens que manifestam interesse em ser promotores de saúde, de início é importante, como já vimos, conhecer suas características e seus interesses, devendo-se levar em conta situação socioeconômica e cultural, origem e hábitos e costumes da população, uma vez que sem essas informações é impossível realizar ações efetivas para atendê-los. A avaliação do perfil dos adolescentes e das suas necessidades e interesses em questões de saúde é necessária para que, por meio da análise de dados, sejam identificados temas que possam ser trabalhados utilizando os métodos dinâmicos da educação em saúde (Zocoli, Morata e Marques, 2009; Brasil, 2001).

As ações educativas implementadas pelos protagonistas juvenis podem incluir informações sobre os fatores condicionantes ao dano à saúde nas questões fonoaudiológicas e os cuidados para a preservação dos órgãos relacionados à linguagem, à voz, à motricidade oral e à audição. A participação dos estudantes, dos pais e dos funcionários da escola deverá ser estimulada.

Essa comunidade será encorajada a programar estratégias para reduzir os riscos e criar hábitos saudáveis, dando continuidade às ações educativas do programa durante o ano letivo. Para tal, o professor será convidado a utilizar algumas disciplinas para desenvolver as estratégias de promoção e prevenção.

Como exemplo, citamos o trabalho de França (2010), caracterizado como um estudo de intervenção realizado com estudantes do ensino médio de uma escola estadual, de ambos os sexos e com idade entre 14 e 19 anos, com o objetivo de implementar o protagonismo juvenil. Para tal foram usadas as seguintes estratégias:

- Na primeira etapa foram realizadas oficinas educativas com metodologia problematizadora, cuja ênfase estava na exposição do ruído nas atividades de lazer, escolar e ambiental, utilizando como estratégia palestra – ministrada por uma fonoaudióloga na própria escola – e esclarecimentos sobre os efeitos do ruído na saúde.
- Na segunda etapa, usando os conhecimentos adquiridos na fase anterior, os alunos foram convidados a desenvolver em grupo estratégias educativas/preventivas com o objetivo de sensibilizar a comunidade estudantil (colegas, professores, direção e funcionários da escola) sobre os efeitos do ruído e preservação auditiva.

As ações educativas/preventivas utilizadas pelos grupos de escolares do ensino médio foram criativas e cuidadosamente estruturadas a fim de promover a saúde auditiva na escola. As atividades práticas usadas para atingir o objetivo foram: elaboração de letras de músicas e peças de teatro, vídeos, jogos educativos e palestras relacionadas aos riscos para a audição, com enfoque nos problemas que a exposição ao ruído pode ocasionar na saúde e na qualidade de vida; sensibilização dos adolescentes para as consequências dessa exposição na audição; alerta sobre as dificuldades que o trabalhador enfrenta para encontrar emprego quando já sofre de perda auditiva; hábitos de exposição à música e formas de reduzir ou controlar as exposições; incentivo à candidatura de novos escolares para serem promotores de saúde auditiva na própria escola e na comunidade.

Os resultados demonstraram envolvimento de toda a comunidade estudantil. De um lado, estavam os alunos que aceitaram o desafio de ser protagonistas de uma relação dinâmica entre formação, conhecimento, participação, responsabilização e criatividade como mecanismo de fortalecimento da perspectiva de educar para a cidadania, levando-se em conta que o desenvolvimento permanente faz parte da condição do sujeito. De outro, a plateia, composta por alunos, professores e funcionários, que demonstrou respeito aos colegas, interesse no assunto e envolvimento no projeto. Além disso, surgiram indícios de interiorização dos conceitos e do início de mudança de hábitos, percebidas espontaneamente ao longo do semestre pela equipe pedagógica e pelos estudantes do ensino médio protagonistas das ações educativas.

Juntos, os grupos de jovens protagonistas e a comunidade escolar deram continuidade às ações educativas/preventivas durante todo o ano letivo, programando estratégias voluntárias para reduzir os fatores determinantes para a perda auditiva e criando hábitos saudáveis. Essa atitude demonstrou autonomia para trabalhar com a comunidade.

Os resultados apresentados no estudo mostram a possibilidade de realizar ações de promoção da saúde auditiva e prevenção de distúrbios, com a participação de todos os adolescentes e a adoção de medidas que contribuam para as mudanças comportamentais positivas no combate dos fatores condicionantes ao dano à saúde na comunidade estudantil. Esse exemplo pode ser implementado em todas as áreas da fonoaudiologia.

Horta, Lage e Sena (2009) afirmam que, apesar de considerações teóricas sobre a importância do jovem como copartícipe na construção de políticas públicas no setor de saúde, ele ainda é objeto dessas políticas por uma ótica de riscos e vulnerabilidade. Acredita-se que os programas destinados a essa população têm baixa capacidade de induzir mudanças, ainda se concentrando num campo de ações programáticas pontuais que não avançam para o delineamento de uma política voltada para a saúde dos jovens.

Os autores relatam ainda que, mesmo presente na sociedade, a discussão sobre a juventude e as políticas públicas (de forma geral) e de saúde (em particular) ainda necessita avançar para um diálogo mais amplo, ora setorializado, ora intersetorial, mas capaz de ver efetivamente os jovens nos espaços sociais de sua vida, atender a suas demandas e necessidades para além de um foco de problemas e riscos. É preciso que esse diálogo traga repercussões para a qualidade de vida desses jovens.

Boghossian e Minayo (2009) consideram crucial a participação dos jovens na tomada de decisão em assuntos que digam respeito à sua vida e ao seu futuro. Mas também relatam que é preciso investir para que aqueles que detêm poder na sociedade reconheçam e valorizem os temas trazidos por eles em seus diferentes segmentos, assim como é necessário dar força aos inúmeros mecanismos de participação que vêm sendo criados pelos jovens.

CONSIDERAÇÕES FINAIS

As REFLEXÕES EMPREENDIDAS aqui visaram apresentar ao leitor a proposta da participação grupal juvenil nas ações voltadas à promoção da saúde e na prevenção dos distúrbios da comunicação.

Favorecer a participação dos jovens nas ações voltadas à promoção da saúde do escolar é fortemente recomendado devido à tendência grupal do adolescente. As atividades grupais entre os jovens propiciam a motivação da aprendizagem e oportunizam a reflexão crítica dos fatores condicionantes ou determinantes da saúde.

Do ponto de vista da saúde coletiva, esperamos com esta discussão possibilitar ao fonoaudiólogo e aos demais profissionais da saúde mecanismos para a implementação de trabalhos grupais com o enfoque do protagonismo juvenil nas escolas, além de viabilizar a promoção de saúde e a prevenção dos distúrbios da comunicação em toda a comunidade estudantil.

Entendemos que os educadores e os profissionais da saúde têm um papel fundamental nas iniciativas voltadas à promoção e à prevenção, nas escolas da rede pública ou da rede privada, podendo contribuir para a qualidade de vida e cidadania dos adolescentes em todo o território nacional.

REFERÊNCIAS BIBLIOGRÁFICAS

ALMEIDA, S. M. V. T.; REIS, R. A. "Políticas públicas de saúde em fonoaudiologia". In: FERNANDES, F. D. M. et al. (orgs.). *Tratado de fonoaudiologia*. 2. ed. São Paulo: Roca, 2009, p. 640-55.

ALVIM, N. A. T.; FERREIRA, M. A. "Perspectiva problematizadora da educação popular em saúde e a enfermagem". *Texto e Contexto Enfermagem*, Florianópolis, v. 16, n. 2, abr.-jun. 2007, p. 315-9.

ANDRADE, C. R. F. "Fases e níveis de prevenção em fonoaudiologia – Ações coletivas e individuais". In: VIEIRA, R. M. *et al. Fonoaudiologia e saúde pública*. 1. ed. Carapicuíba: Pró-Fono, 1995.

BANDURA, A. *Social foundations of thought and action: a social cognitive theory*. Englewood Cliffs: Prentice Hall, 1986.

BOGHOSSIAN, C. O.; MINAYO, M. C. S. "Revisão sistemática sobre juventude e participação nos últimos 10 anos". *Saúde e Sociedade*, São Paulo, v. 18, n. 3, 2009, p. 411-23.

BORDENAVE, J. E. D. "Alguns fatores pedagógicos". Trad. e adapt. Maria Thereza Grandi. *Revista Interamericana de Educação de Adultos*, Brasília, v. 3, n. 1-2, 1983. Disponível em: <http://www.opas.org.br/rh/publicacoes/textos_apoio/pub04U2T5.pdf>. Acesso em: 12 jan. 2012.

BRASIL. Fundo de Desenvolvimento da Educação. Resolução n. 20 de 24/10/1984 institui o Programa Nacional de Saúde do Escolar.

_____. Ministério da Saúde. Programa Saúde do Adolescente: bases programáticas. Brasília: Ministério da Saúde, 1989.

_____. Ministério da Saúde. Secretaria de Assistência à Saúde. Normas de Atenção Integral do Adolescente. Brasília: Ministério da Saúde, 1993.

_____. Ministério da Saúde. Saúde e desenvolvimento da juventude brasileira: construindo uma agenda nacional. Brasília: Ministério da Saúde, 1999.

_____. Ministério da Saúde. Adolescentes promotores da saúde: uma metodologia de capacitação. Brasília: Ministério da Saúde, 2000a.

_____. Ministério da Saúde. Prevenir é sempre melhor: DST e Aids. 1. ed. Coordenação Nacional de DST e Aids. Brasília: Ministério da Saúde, 2000b.

_____. Ministério da Saúde. A adolescente grávida e os serviços de saúde do município. Área Técnica de Saúde do Adolescente e do Jovem. Brasília: Ministério da Saúde, 2000c.

_____. Ministério da Saúde. Secretaria de Políticas de Saúde. Área de Saúde do Adolescente e do Jovem. Protagonismo juvenil: caderno de atividades/ Ministério da Saúde, Secretaria de Políticas de Saúde, Área Técnica de Saúde do Adolescente e do Jovem. Brasília: Ministério da Saúde, 2001.

_____. Ministério da Saúde. Secretaria de Políticas de Saúde. Área Técnica de Saúde do Adolescente e do Jovem. A saúde de adolescentes e jovens: uma metodologia de autoaprendizagem para equipes de atenção básica de saúde: módulo básico. Brasília: Ministério da Saúde, 2002a.

_____. Ministério da Saúde. Secretaria de Políticas de Saúde. "A promoção da saúde no contexto escolar". Informe técnico-institucional. *Revista de Saúde Pública*, v. 36, n. 4, 2002b, p. 533-5.

_____. Ministério da Saúde. Secretaria de Atenção à Saúde. Área de Saúde do Adolescente e do Jovem. Marco legal: saúde, um direito de adolescentes. Brasília: Ministério da Saúde, 2005a.

_____. Ministério da Saúde. Secretaria de Atenção à Saúde. Saúde integral de adolescentes e jovens: orientações para a organização de serviços de saúde. Brasília: Ministério da Saúde, 2005b.

_____. Ministério da Saúde. Secretaria de Atenção à Saúde. Departamento de Ações Programáticas Estratégicas. Marco teórico e referencial: saúde sexual e saúde reprodutiva de adolescentes e jovens. Brasília: Ministério da Saúde, 2006.

_____. Ministério da Saúde. Secretaria de Atenção à Saúde. Departamento de Ações Programáticas Estratégicas. A saúde de adolescentes e jovens: uma metodologia de autoaprendizagem para equipes de atenção básica de saúde: módulo avançado. Brasília: Ministério da Saúde, 2007a.

_____. Ministério da Saúde. Fundação Oswaldo Cruz. Um olhar sobre o jovem no Brasil. Brasília: Ministério da Saúde, 2008.

_____. Ministério da Saúde. Estratégia nacional para educação em saúde para o autocuidado em diabetes mellitus/organizadoras: Elza Berger Salema Coelho, Fátima Büchele, Maria Cristina Marino Calvo. Florianópolis: Sead/UFSC, 2009.

_____. Ministério da Saúde. "Metodologia problematizadora". In: BERGER, Elza Salema Coelho; BÜCHELE, Fátima; CALVO, Maria Cristina Marino. (Orgs.). Estratégia nacional para educação em saúde para o autocuidado em diabetes mellitus. Florianópolis: Sead/UFSC, 2009a, p. 79-85.

_____. Ministério da Saúde. "Promoção da saúde". In: BERGER, Elza Salema Coelho; BÜCHELE, Fátima; CALVO, Maria Cristina Marino. (Orgs.). Estratégia nacional para educação em saúde para o autocuidado em diabetes mellitus. Florianópolis: Sead/UFSC, 2009b, p. 36-9.

_____. Ministério da Saúde. Secretaria de Atenção em Saúde. Departamento de Ações Programáticas Estratégicas. Área Técnica de Saúde do Adolescente e do Jovem. Diretrizes nacionais para a atenção integral à saúde de adolescentes e jovens na promoção, proteção e recuperação da saúde. Brasília: Ministério da Saúde, 2010.

_____. Presidência da República. Lei n. 8.069, de 13 de julho de 1990. Dispõe sobre o Estatuto da Criança e do Adolescente e dá outras providências. 1990. Disponível em: <http://www.planalto.gov.br/ccivil_03/leis/L8069.htm>. Acesso em: 24 abr. 2011.

_____. Presidência da República. Decreto n. 6.286, de 5 de dezembro de 2007. Institui o programa Saúde na Escola e dá outras providências. Brasília, 2007b. Disponível em: <http://www.planalto.gov.br/ccivil_03/_ato2007-2010/2007/decreto/d6286.htm>. Acesso em: 22 mar. 2012.

CAMARGO, M. "Oficina de educação em saúde com adolescentes: relações de trocas individuais no contexto das interações". Caderno de Aplicação, Porto Alegre, v. 21, jul.-dez. 2008, p. 572-9.

CAMPOS, J. D. B.; ZUANON, A. C. C. "Educação em saúde: aspectos relevantes apontados por adolescentes". Ciência Odontológica Brasileira, São Paulo, v. 7, n. 2, abr.-jun. 2004, p. 55-60.

CAVALCANTE, M. P. T. et al. "A adolescência, álcool e drogas: uma revisão na perspectiva da promoção da saúde". Escola Anna Nery Revista de Enfermagem, Rio de Janeiro, v. 12, n. 3, set. 2008, p. 555-9.

CHUN, R. Y. S. "Promoção de saúde e as práticas em fonoaudiologia". In: FERREIRA, L. P.; BEFI-LOPES, D. F.; LIMONGI, S. C. O. (orgs.). *Tratado de fonoaudiologia*. 1. ed. São Paulo: Roca, 2004.

_____. "Promoção de saúde e a produção do cuidado em fonoaudiologia". In: FERNANDES, F. D. M.; MENDES, B. C. A.; NAVAS, A. L. P. G. P. (orgs.). *Tratado de fonoaudiologia*. 2. ed. São Paulo: Roca, 2009.

COSTA, A. C. G. "O adolescente como protagonista". Ministério da Saúde. Secretaria da Saúde: Área de saúde do adolescente. *Cadernos, Juventude, saúde e desenvolvimento*, v. 1, Brasília, 1999.

_____. *Protagonismo juvenil: adolescência, educação e participação democrática*. Salvador: Fundação Odebrecht, 2000.

_____. "Protagonismo juvenil". BVS Adolec Brasil, 7 jul. 2009. Disponível em: <http://www.adolec.br/sleitura/index.php?action=artikel&cat=1&id=30&artlang=pt-br>. Acesso em: 5 nov. 2011.

CZERESNIA, D. "O conceito de saúde e a diferença entre prevenção e promoção". In: CZERESNIA, D.; FREITAS, C. M. (orgs.). *Promoção da saúde: conceitos, reflexos e tendências*. Rio de Janeiro: Editora FioCruz, 2003, p. 39-53.

FRANÇA, A. G. "Programa de prevenção da perda auditiva para futuros trabalhadores". Trabalho de Conclusão de Curso de Especialização em Audiologia Clínica: Enfoque prático e Ocupacional UTP. 2010.

GOMES, C. M.; HORTA, N. C. "Promoção de saúde do adolescente em âmbito escolar". *Revista da APS*, Juiz de Fora, v. 13, n. 4, out.-dez. 2010, p. 486-99.

HORTA, N. C.; LAGE, A. M. D.; SENA, R. R. "Produção científica sobre políticas públicas direcionadas para jovens". *Revista de Enfermagem da Uerj*, v. 17, n. 4, set.-dez. 2009, p. 538-43.

HORTA, N. C.; SENA, R. R. "Abordagem ao adolescente e ao jovem nas políticas públicas de saúde no Brasil: um estudo de revisão". *Physis Revista de Saúde Coletiva*, Rio de Janeiro, v. 20, n. 2, 2010, p. 475-95.

INSTITUTO BRASILEIRO DE GEOGRAFIA E ESTATÍSTICA. *Pesquisa Nacional de Saúde do Escolar (PeNSE) 2009*. Rio de Janeiro: IBGE, 2009. Disponível em: <http://www.ibge.gov.br/ home/estatistica/populacao/pense/default.shtm>. Acesso em: 11 dez. 2011.

LIPAY, M. S.; ALMEIDA, E. C. "A fonoaudiologia e sua inserção na saúde pública". *Revista Ciências Médicas*, v. 16, n. 1, 2007, p. 31-41.

LOURENÇO, B. "Trabalho em grupos de adolescentes: reflexão em saúde". *Manual de atenção à saúde do adolescente*. Secretaria da Saúde. Coordenação de Desenvolvimento de Programas e Políticas de Saúde. São Paulo: SMS, 2006.

PENTEADO, R. Z.; SERVILHA, E. A. M. "Fonoaudióloga em saúde pública/coletiva: compreendendo a prevenção e o paradigma da promoção da saúde". *Revista Distúrbios da Comunicação*, v. 16, n. 1, 2004, p. 107-16.

PEREIRA, A. L. F. "As tendências pedagógicas e a prática educativa nas ciências da saúde". *Cadernos de Saúde Pública*, v. 19, n. 5, 2003, p. 1527-34.

SERRA, A. S. L.; CANNON, L. R. C. "Pelo andar se faz um caminho! Uma proposta metodológica de educação em saúde para adolescentes". *Cadernos Juventude,*

Saúde e Desenvolvimento. Ministério da Saúde, Secretaria de Políticas de Saúde – Área de Saúde do Adolescente e do Jovem, Brasília, 1999.

SILVA, T. G.; LUZ, A. A. "Protagonismo juvenil na escola: limitações e possibilidades enquanto prática pedagógica na disciplina de biologia". Relatório técnico, 2008, p. 173-205. Disponível em: <http://www.diaadiaeducacao.pr.gov.br/portals/pde/arquivos/1362-8.pdf>. Acesso em: 15 dez. 2011.

SOBEL, F.; MEIKLE, M. "Applying health behavior theory to hearing conservation interventions". *Seminars in Hearing*, v. 29, n. 1, 2008, p. 81-9.

SOUZA, A. C. *et al.* "A educação em saúde com grupos na comunidade: uma estratégia facilitadora da promoção da saúde". *Revista Gaúcha de Enfermagem*, Porto Alegre, v. 26, n. 2, ago. 2005, p. 147-53.

SPÓSITO, M. P. *et al.* "Juventude e poder local: um balanço de iniciativas públicas voltadas para jovens em municípios de regiões metropolitanas". *Revista Brasileira de Educação*, v. 11, n. 32, ago. 2006, p. 238-57.

TOMÉ, M. C. *Dialogando com o coletivo – Dimensões da saúde em fonoaudiologia*. São Paulo: Santos, 2009.

ZOCOLI, A. M. F.; MORATA, T. C.; MARQUES J. M. "Adaptação para o português brasileiro do questionário Youth Attitude to Noise Scale (YANS)". *Revista Brasileira de Otorrinolaringologia*, v. 75, n. 4, 2009, p. 485-92.

11. O grupo focal como técnica na investigação em fonoaudiologia

CLÁUDIA GIGLIO DE OLIVEIRA GONÇALVES

INTRODUÇÃO

NA ÁREA DE PESQUISA EM saúde coletiva, o grupo focal está entre as técnicas de investigação mais utilizadas. Trata-se de uma técnica de rápida aplicação que facilita o aprofundamento de um tema, o que lhe permitiu ganhar espaço entre os pesquisadores. Segundo Minayo (2004), o grupo focal é um tipo de entrevista com grupos pequenos e homogêneos fundamentado na capacidade humana de emitir opiniões e atitudes na interação com outros indivíduos.

Já consagrada em áreas como educação, psicologia social e mercadologia, principalmente em publicidade e propaganda, ganha espaço como técnica qualitativa também na fonoaudiologia (Dall'Agnol e Trench, 1999; Penteado *et al.*, 2006).

Venho utilizando essa técnica especificamente na saúde do trabalhador, como subsídio a informações sobre temas relacionados ao trabalho, ou na avaliação de ações em saúde, quando o ponto de vista dos sujeitos é desejável.

Neste capítulo procuro refletir sobre a percepção em saúde e o grupo focal como técnica investigativa capaz de aprofundar uma temática de maneira coletiva.

A SAÚDE COMO OBJETO DE ESTUDO

PARA DEMONSTRAR A UTILIZAÇÃO do grupo focal como técnica de investigação na fonoaudiologia, abordarei inicialmente a teoria interpretativa do processo saúde-doença, baseada num novo conceito de saúde, e a área da fonoaudiologia nela inserta.

Um novo conceito de saúde começou a ser delineado nas discussões intensificadas depois da Reforma Sanitária Brasileira (8.ª Conferência Nacional de Saúde, 1986), baseada nos movimentos internacionais, que contemplaram uma visão de saúde ampliada, resultante das formas de organização social da produção. Dessa maneira, substitui-se a ideia, hegemônica até a década de 1950, de saúde como ausência de doenças por saúde determinada socialmente (Buss e Pellegrini Filho, 2007).

Nessa perspectiva, a saúde depende das condições sociais, econômicas, políticas, culturais etc. que se manifestam no corpo e no psiquismo dos sujeitos, sendo, portanto, uma realidade complexa que exige conhecimentos interdisciplinares. Segundo Breilh (2006), a complexidade da saúde se expressa nas dimensões ontológica (como objeto de estudo), epistemológica (como conceito) e práxica (como campo de ação), e se realiza no aspecto geral da sociedade, no aspecto particular dos grupos sociais e no aspecto singular dos sujeitos nos seus cotidianos.

A saúde humana inclui, então, processos de caráter biológico socialmente determinados. Isso significa que o processo saúde--doença se expressa segundo a classe social, por envolver um desgaste biológico devido à inserção dos indivíduos na produção e nas relações de reprodução social (Egly, 1996; Breilh, 2006).

O caráter social que as questões de saúde adquirem dentro dessa perspectiva é balizador da saúde coletiva. Compreende-se a saúde coletiva, de acordo com a visão de Carvalho (2007), como um campo de saberes e práticas cujo objeto são as necessidades sociais de saúde, que explicam o processo saúde-doença e ampliam as formas de intervenção.

Em nosso entendimento, a fonoaudiologia se insere na formação desse campo quando analisa a linguagem como constitutiva dos sujeitos e fator de integração social. Segundo Ramos (1991, p. 13), "a fonoaudiologia deve ser vista como uma área de conhecimento e atuação que lida com a linguagem enquanto realização social e como parte integrante da saúde do homem".

Assim, a fonoaudiologia pode facilitar a inserção social dos sujeitos, proporcionando a comunicação efetiva entre eles. Segundo Gonçalves (2001), o fonoaudiólogo deve compreender as questões sociais e como, pela linguagem, a relação dominante--dominado se mantém na sociedade. Com base nessa reflexão, ele poderá assumir uma atuação de caráter emancipador dos sujeitos pertencentes às classes sociais dominadas.

Assumindo-se que a ordem social é explicativa dos processos saúde-doença, é preciso definir uma corrente de pensamento que contemple essa reflexão sobre a saúde. Segundo Breilh (2006), entre tais correntes encontram-se o relativismo, que entende os fenômenos sociais como produto de atos contingentes de liberdade individual, e o determinismo, que entende os fenômenos sociais como impostos por um controle externo ao sujeito. O autor, porém, propõe a superação dessas duas correntes por entender que a saúde é um movimento simultâneo de gênese e reprodução, que articula processos individuais e coletivos, interdependentes. A saúde não seria, dessa forma, totalmente objetiva ou subjetiva, mas contemplaria ambas as visões, num movimento do micro para o macro, e vice-versa.

Essa percepção da realidade social como um todo, na qual a dimensão individual e singular apresenta relação com o conjunto, com o coletivo, e do entendimento do homem como um sujeito histórico é a base da dialética (Löwy, 1985; Minayo, 1992; Lopes, 2000).

Assim, as questões de saúde são compreendidas pelos sujeitos de acordo com sua visão e suas possibilidades culturais, mas em um contexto do grupo social a que pertencem, expressando, dessa forma, o movimento entre o estilo de vida pessoal e o modo de vida grupal (grupo social).

Entende-se o social na saúde como um mundo de significados que permite a investigação, tendo como sua matéria-prima aquilo que os sujeitos dizem (Minayo e Sanches, 1993). Segundo diferentes autores, entre eles Weber (1970), o elemento essencial para a interpretação da ação dos sujeitos é compreender o que esta significa para eles, ou seja, é o dimensionamento do seu sentido subjetivo. Daí por que os relatos individuais são valorizados e devem ser interpretados no contexto histórico em que se inserem (Lopes, 2000).

Lembrando que não há, no sujeito, determinação absoluta nem livre-arbítrio absoluto, o discurso dele expressa uma particularidade e um significado coletivo. Então, quando a investigação científica ocorre no grupo, as vivências individuais se conectam com as experiências dos demais integrantes do grupo social, revelando pontos divergentes e convergentes, que indicam como cada sujeito experimenta e elabora suas relações objetivas (Lopes, 2000).

A compreensão do social nessa perspectiva dialética não estará contemplada no paradigma positivista, de caráter objetivista, que considera a saúde em um único plano, analisada quantitativamente; nem num paradigma construtivista/fenomenológico, que é apenas subjetivista. No materialismo dialético considera-se o sujeito como coletivo/individual, em processo dinâmico com a saúde. Nesse paradigma, a integração entre técnicas quantitativas (extensivas) e qualitativas (intensivas) é justificável para apreender a complexidade e a diversidade do processo saúde-doença. As técnicas quantitativas permitem o aprofundamento da complexidade e da regularidade de fenômenos agregados, e as qualitativas o aprofundamento na complexidade do singular.

Segundo Ayres (1997, p. 32), não se pode deixar de considerar também, na análise do processo-saúde, a intersubjetividade, uma vez que na "unidade produzida e produtiva se encontra na multiplicidade das vozes socialmente construídas". Assim, além daquilo que é quantificável, devem-se compreender a história dos sujeitos e os significados dados à sua realidade.

As técnicas qualitativas garantem sua cientificidade pela utilização de um método que permita analisar significados, motivos, atitudes, aspirações, crenças, valores e sentimentos dos sujeitos, trazidos pela sua fala, e expressam as representações do grupo a que pertencem os sujeitos, em determinado contexto sócio--histórico e dentro de um paradigma interpretativo condizente. Segundo Birman (1997), sujeito é aquele que vivencia afetivamente dada situação e, de acordo com Lopes (2000), é penetrado pelas coisas, pelos outros e pelo mundo. E para Pichon-Rivière (1991, p. 174), numa perspectiva dialética, "o sujeito não é só um sujeito relacionado, é um sujeito produzido em uma práxis".

A UTILIZAÇÃO DA TÉCNICA DO GRUPO FOCAL

Minayo e Sanches (1993) apontam a importância da técnica qualitativa complementar à quantitativa para acompanhar e aprofundar algum problema levantado por estudos quantitativos ou para abrir perspectivas e variáveis a ser posteriormente empregadas em levantamentos estatísticos.

Entre as técnicas para coleta de dados qualitativos, as mais utilizadas são as entrevistas, que podem ser de diferentes formas e abordagens, individuais ou em grupo. Nas pesquisas qualitativas, usam-se entrevistas com roteiros e temas para debates em grupos, entre outros. Quando se pretende coletar as informações coletivamente, a utilização de grupos focais é recomendada.

Segundo Westphal, Bógus e Faria (1996), o grupo focal é uma técnica de pesquisa que emprega sessões grupais nas quais é possível aos participantes expressar-se psicossociológica e culturalmente sobre um tópico específico. Pode ser utilizada sozinha ou com outras técnicas de investigação (Vaughn *et al.*, 1996).

Entende-se por grupo, na perspectiva de Pichon-Rivière (1991, p. 177), "um conjunto de pessoas ligadas entre si por constantes de tempo e espaço e articuladas por uma mútua representação interna, que propõe explícita ou implicitamente uma tarefa, o que constitui sua finalidade".

O grupo focal objetiva identificar percepções, sentimentos, atitudes e ideias dos sujeitos sobre um tema, favorecendo o surgimento espontâneo das falas, sem uma característica de perguntas e respostas, permitindo-se conhecer as experiências dos sujeitos do seu ponto de vista.

Pela interação entre os participantes do grupo focal e o pesquisador são coletados dados da discussão que foi focada em tópicos específicos e diretivos. Conforme Johnson (1994), os resultados do grupo focal provêm informações que dificilmente seriam obtidas com outras técnicas, fornecendo ideias em relação ao tópico investigado.

Segundo Basch (1987) e Carlini-Cotrim (1996), a técnica de grupo focal está alinhada com a educação em saúde, uma vez que está embasada na participação integral do educando no processo educativo.

A possibilidade de diferentes visões sobre um tema serem trazidas pelos sujeitos e despertarem outras percepções que estavam até então latentes é uma das riquezas dessa técnica, segundo Dall'Agnol e Trench (1999). Assim, cada sujeito fala apoiado em sua verticalidade, ou seja, em suas vivências cotidianas, mas também se constrói na horizontalidade, pois a história de cada um vai se inter-relacionar com relatos, opiniões e visões dos outros, e reconstruí-lo (Pichon-Rivière, 1991).

Uma das vantagens da utilização do grupo focal é que este se baseia na tendência humana de formar opiniões e atitudes quando em interação, diferentemente da sua atitude perante uma entrevista individual (Iervolino e Pelicioni, 2001). Também permite o conhecimento prévio dos problemas na perspectiva do próprio sujeito, o que facilita ações de planejamento, além de maior flexibilidade do pesquisador na abordagem do tema de pesquisa – o que possibilita sua exploração e a participação dos sujeitos na proposta da pesquisa.

As limitações do grupo focal, segundo Westphal, Bógus e Faria (1996) seriam: menor controle do pesquisador sobre as respostas dos sujeitos, que podem ser contaminadas umas pelas outras; constrangimentos entre os sujeitos participantes, comprometendo a livre expressão; complexidade da análise dos dados gerados; e utilização de uma amostra intencional e pequena que pode não ser representativa do grupo analisado. Na área da saúde, o grupo focal vem sendo utilizado como técnica de diagnóstico rápido em promoção da saúde, possibilitando o levantamento de problemas, o planejamento de ações educativas e o desenvolvimento e a avaliação de programas de saúde. Segundo Basch (1987), Yach (1992) e McKinlay (1992), o grupo focal contempla a abordagem de educação em saúde focando no grupo e não unicamente no indivíduo, com conteúdo centrado na perspectiva cultural dos sujeitos e apoiado no princípio da participação integral destes nos processos educativos.

COMO PLANEJAR, EXECUTAR E ANALISAR UM GRUPO FOCAL

NO PLANEJAMENTO DO GRUPO FOCAL devem estar claros o objetivo e as metas pretendidas, a fim de elaborar um roteiro de tópicos a ser discutidos pelo grupo. Não se trata de um questionário a ser respondido em grupo, são questões (entre três e cinco) norteadoras da discussão, portanto abrangentes e abertas à livre expressão dos membros do grupo (Dall'Agnol e Trench, 1999; Debus, 1997; Iervolino e Pelicioni, 2001).

O grupo deve ter entre seis e dez integrantes, selecionados de acordo com a categoria que se pretende investigar (por exemplo, trabalhadores, usuários de determinado serviço, mães de pacientes em atendimento etc.). O controle do número de integrantes possibilitará a participação de todos, por isso não é recomendado que o grupo tenha mais de 12 ou menos de cinco pessoas – respectivamente para que não haja dificuldade de gerenciar os debates nem para que as discussões não fossem inibidas (Dall'Agnol e Trench, 1999; Debus, 1997; Iervolino e Pelicioni, 2001).

Quando se pretende atingir muitos sujeitos dentro da categoria selecionada, é possível realizar tantos grupos focais quantos forem necessários. A montagem do grupo deve ser na forma de convite aos possíveis integrantes, devendo ser explanados os objetivos da reunião e os procedimentos para sua realização. Também deve ser providenciada a assinatura do Termo de Consentimento Livre e Esclarecido, como em qualquer pesquisa.

Por sua característica de técnica qualitativa, a seleção dos sujeitos que integrarão o grupo focal não se baseia em amostras probabilísticas nem no estudo da frequência da ocorrência de visão ou opinião. Sua definição se dá com base no grupo social definido como importante para a investigação (Iervolino e Pelicioni, 2001).

A dinâmica do grupo focal exige um moderador, cujo papel é conduzir a discussão, promovendo o fluxo de ideias entre todos os integrantes do grupo sem coagi-los, constrangê-los ou influenciar os discursos, evitando conflitos ou inibições. Cabe ao moderador encaminhar as discussões para os objetivos da pesquisa partindo dos tópicos gerais para os mais específicos, buscando seu aprofundamento pelos integrantes do grupo. Essa técnica permite a sinergia entre os participantes e não necessariamente o consenso. Porém, o moderador não pode expressar acordo ou desacordo com as colocações dos participantes do grupo nem induzir comentários (Debus, 1997).

É recomendada a assistência de um relator, que anotará as falas e os comportamentos dos participantes para posterior análise, o que auxiliará o entendimento da gravação da reunião. Tanto o moderador como o relator devem conhecer os participantes e atribuir uma identificação a cada um, facilitando a transcrição dos discursos. Alguns autores recomendam ainda a figura do observador, que seria responsável por observar a conduta dos participantes que poderiam influenciar a reunião (Debus, 1997; Iervolino e Pelicioni, 2001).

O tempo de duração da reunião varia entre uma e duas horas. Quando o grupo focal é usado como técnica de avaliação de ações realizadas, há uma reunião antes da execução da ação e outra, com os mesmos participantes, após sua execução. Dessa forma, será possível comparar os discursos nos dois momentos e analisar os efeitos da ação. Caso o objetivo seja conhecer as ideias e percepções sobre algum tema, uma única reunião será suficiente.

O local da reunião deve ser propício para tal, com as cadeiras dispostas em círculo – o que permite o contato visual entre todos – e espaço agradável e confortável do ponto de vista acústico e térmico, possibilitando a concentração nos propósitos do encontro. Alguns autores sugerem um ambiente que garanta privacidade sem constrangimentos hierárquicos (Debus, 1997).

O grupo focal começa com a apresentação da proposta pelo moderador, a explicação sobre o funcionamento da dinâmica e a permissão para gravações. Depois, cada integrante do grupo se apresenta para iniciar as atividades propriamente ditas.

Segundo Westphal, Bógus e Faria (1996), é papel do moderador: solicitar dos participantes esclarecimentos ou aprofundamento de aspectos que julgar necessários; mudar de tópico quando esgotado o anterior; estimular a participação de todos, incentivando os tímidos e controlando os dominadores; evitar polêmicas que possam desestabilizar o grupo; e finalizar as discussões quando considerá-las suficientemente exploradas.

Quanto à abordagem dos temas pelo grupo, podem existir grupos de três tipos (Debus, 1997):

1 **ESTRUTURADO:** as questões são organizadas para abranger todos os questionamentos e pontos de forma dirigida para os objetivos da pesquisa.
2 **NÃO ESTRUTURADO:** as questões norteadoras são bastante amplas e genéricas, ficando o foco do debate a cargo do próprio grupo.
3 **SEMIESTRUTURADO:** é o mais utilizado, com questões norteadoras que abordem o objetivo de maneira flexível, por exemplo: "O que você pensa sobre..." ou "Como você acha que isso aconteceu com você?"

Para a análise dos conteúdos gerados, sugere-se a transcrição das falas para posterior categorização, uma vez que se trata de uma técnica qualitativa que não comportaria a quantificação das observações nem sua apresentação como dados estatísticos. As categorias e as hipóteses explicativas das falas são então formuladas.

Existem diferentes formas de análise do material gerado, que dependerá do referencial teórico-analítico do pesquisador. Como exemplo temos a análise de conteúdo (Lima, 1993), que estabelece a análise por categorias temáticas (Pêcheux, 1993), sendo a análise das falas agrupada por significações identificadas pelo pesquisador mediante indicadores.

Segundo Ludke e André (1986), a análise dos dados coletados no grupo focal apresenta dois momentos. O primeiro é descritivo e dele devem constar: o retrato dos sujeitos e do local das reuniões; a reconstrução dos diálogos com as citações de cada participante transcritas para interpretação; o relato de fatos especiais e ocorrências que possam influenciar as interpretações; e as descrições das atividades gerais e dos comportamentos dos integrantes do grupo. O segundo momento é reflexivo e conterá: reflexões metodológicas, nas quais são explicadas as estratégias utilizadas nos grupos para a obtenção dos dados e as suas dificuldades; reflexões analíticas sobre as associações e as relações encontradas nas falas dos participantes; e dilemas éticos e conflitos, em que se detalha a ocorrência de conflitos entre a responsabilidade profissional do pesquisador e o compromisso dos integrantes do grupo e o relacionamento entre pesquisador e grupo.

ALGUMAS EXPERIÊNCIAS COM GRUPO FOCAL EM FONOAUDIOLOGIA

NA ÁREA DA FONOAUDIOLOGIA, algumas pesquisas com a utilização de grupos focais foram encontradas por Penteado *et al.* (2006). Estudos na área da voz utilizaram essa técnica para compreender os sentidos da voz entre profissionais, avaliar oficinas vocais e conhecer a relação entre qualidade de vida e voz (Penteado, 2007). Há estudos da fonoaudiologia em serviços públicos, por exemplo, para avaliar ações desenvolvidas com agentes comunitários (Brites, Souza e Lessa, 2008), saber como professores da rede pública atuam com as dificuldades de aprendizagem (Zorzi, Mendes e Maia, 2008) e conhecer os sentidos da fonoaudiologia e da educação entre estudantes de pedagogia (Chieppe e Ferreira, 2007), entre outros.

Ilustrando pesquisas em fonoaudiologia, relato um estudo que desenvolvi na área da saúde dos trabalhadores sobre a percepção das condições de trabalho exposto ao ruído e suas consequências para a saúde (Gonçalves, 2003). Foram realizados cinco grupos focais com trabalhadores de empresas metalúrgicas portadores de perdas auditivas, com cinco a dez integrantes por grupo. Os trabalhadores foram convidados a participar dos grupos caso julgassem apresentar problemas auditivos e tivessem interesse de refletir sobre esse problema. Os grupos ocorreram nas próprias empresas, em locais destinados pelos seus responsáveis. As questões norteadoras foram:

- Fale do ruído no seu trabalho.
- Como você percebeu que estava perdendo a audição?
- Como é para você ter uma perda auditiva?

Com base nos relatos transcritos, foi possível identificar sete categorias, que foram analisadas e interpretadas, a saber: trajetória de vida no trabalho e o desenvolvimento da perda auditiva induzida pelo ruído (Pair); percepção de incapacidades auditivas; desvantagens psicossociais decorrentes das alterações auditivas; ajustes utilizados para minimizar as dificuldades auditivas; percepção do ruído; utilização de protetores auriculares; e conscientização sobre a preservação auditiva.

Em outro estudo, analisamos a ocorrência de acidentes de trabalho em trabalhadores expostos ao ruído (Gonçalves e Dias, 2011).

Realizou-se a técnica com 111 indivíduos, divididos em grupos de seis a 17 metalúrgicos acidentados, dentro da própria empresa em sala utilizada para treinamentos, sem a participação de chefias ou superiores hierárquicos. As questões norteadoras foram:

1. Quais são as prováveis causas dos acidentes de trabalho na fábrica?
2. Quais são as sugestões para reduzir os acidentes de trabalho na fábrica?

A análise das falas dos trabalhadores foi feita por categorias, que por sua vez foram divididas em conjuntos temáticos, como descrito a seguir: riscos devido às condições de trabalho e por fatores pessoais; riscos relativos à organização do trabalho; riscos por fatores psicossociais; ações de apoio emocional e valorização para evitar os acidentes; melhorias nas estratégias da organização e nas condições de trabalho; e valorização da Comissão Interna de Prevenção de Acidentes (Cipa).

CONSIDERAÇÕES FINAIS

A UTILIZAÇÃO DO GRUPO FOCAL na fonoaudiologia mostra que essa técnica permite verificar como as pessoas avaliam uma experiência, ideia ou atuação, o que pensam sobre um problema e quais são as opiniões, os significados e os sentimentos associados à temática dos distúrbios da comunicação.

As possibilidades de aplicação do grupo focal na fonoaudiologia são diversas e estão em expansão, contribuindo para as pesquisas qualitativas em saúde.

REFERÊNCIAS BIBLIOGRÁFICAS

AYRES, J. R. C. M. *Sobre o risco: para compreender a epidemiologia*. São Paulo: Hucitec, 1997.

BASCH, C. E. "Focus group interview: an underutilized research technique for improving theory and practice in health education". *Health Education Quarterly*, v. 14, n. 4, 1987, p. 411-48.

BIRMAN, J. *Estilo e modernidade em psicanálise*. São Paulo: Editora 34, 1997.

BREILH, J. "Epidemiologia crítica: ciência emancipadora e interculturalidade". Rio de Janeiro: Editora FioCruz, 2006.

BRITES, L. S.; SOUZA, A. P. R.; LESSA, A. H. "Fonoaudiólogo e agente comunitário de saúde: uma experiência educativa". *Revista da Sociedade Brasileira de Fonoaudiologia*, v. 13, n. 39, 2008, p. 258-66.

BUSS, P. M.; PELLEGRINI FILHO, A. "A saúde e seus determinantes sociais". *Revista de Saúde Coletiva*, v. 17, n. 1, 2007, p. 77-93.

CARLINI-COTRIM, B. "Potencialidades da técnica qualitativa grupo focal em investigação sobre o abuso de substâncias". *Revista Saúde Pública*, v. 30, n. 3, 1996, p. 285-93.

CARVALHO, Y. M. "Educação física e saúde coletiva: uma introdução". In: LUZ, M. T. *Novos saberes e práticas em saúde coletiva*. São Paulo: Hucitec, 2007.

CHIEPPE, D. C.; FERREIRA, L. P. "A interlocução entre a fonoaudiologia e a docência". *Revista Distúrbios da Comunicação*, v. 19, n. 2, 2007, p. 247-56.

CONFERÊNCIA NACIONAL DE SAÚDE, 8. Ministério da Saúde. Reformulação do Sistema Nacional de Saúde. Relatório Final, Brasília, 1986.

DALL'AGNOL, C. M.; TRENCH, M. H. "Grupos focais como estratégia em pesquisa em enfermagem". *Revista Gaúcha de Enfermagem*, v. 20, n. 1, 1999, p. 5-25.

DEBUS, M. *Manual para excelencia en la investigación mediante grupos focales*. Washington: Academy for Educational Development, 1997.

EGLY, I. E. "Saúde coletiva: construindo um novo método em enfermagem". São Paulo: Ícone, 1996.

GONÇALVES, C. G. O. "Reflexos sobre o percurso da fonoaudiologia na constituição de um fazer preventivo". *Saúde em Revista*, v. 3, n. 5/6, 2001, p. 55-62.

_____. *O ruído, as alterações auditivas e o trabalho: estudo de casos em indústrias metalúrgicas de Piracicaba*. Tese (Doutorado em Saúde Coletiva), Universidade Estadual de Campinas, Campinas (SP), 2003.

GONÇALVES, C. G. O.; DIAS, A. "Três anos de acidentes do trabalho em uma metalúrgica: caminhos para seu entendimento". *Ciência e Saúde Coletiva*, v. 16, n. 2, 2011, p. 635-46.

IERVOLINO, A. S.; PELICIONI, M. C. F. "A utilização do grupo focal como metodologia qualitativa na promoção da saúde". *Revista da Escola de Enfermagem da USP*, v. 35, n. 2, 2001, p. 115-21.

JOHNSON, D. "Focus group". In: ZWEIZIG, D. *Tell it! Evaluation sourcebook & training manual*. Madison: Slis, 1994.

LIMA, M. A. D. S. "Análise de conteúdo: estudo e aplicação". *Revista Logos*, n. 1, 1993, p. 53-8.
LOPES, J. C. C. *A voz do dono e o dono da voz: trabalho, saúde e cidadania no cotidiano fabril*. São Paulo: Hucitec, 2000.
LÖWY, M. *Método dialético e teoria política*. Rio de Janeiro: Paz e Terra, 1978.
LUDKE, M.; ANDRÉ, M. E. D. *Pesquisa em educação: abordagens qualitativas*. São Paulo: EPU, 1986.
MCKINLAY, J. B. "Health promotion through healthy public policy: the contribution of complementary research methods". *Canadian Journal of Public Health*, 83 (supl. 1), 1992, p. 11-9.
MINAYO, M. C. S. *O desafio do conhecimento: pesquisa qualitativa em saúde*. Rio de janeiro: Abrasco, 1992, 269p.
MINAYO, M. C. S. *O desafio do conhecimento: pesquisa qualitativa em saúde*. Rio de Janeiro: Hucitec/Abrasco, 2004.
MINAYO, M. C. S.; SANCHES, O. "Quantitativo-qualitativo: oposição ou complementaridade". *Cadernos de Saúde Pública*, v. 9, n. 3, 1993, p. 239-62.
PÊCHEUX, M. "Análise automática do discurso (AAD-69)". In: GADET, F.; HAK, T. *Por uma análise automática do discurso: uma introdução à obra de Michel Pêcheux*. 2. ed. Campinas: Editora da Unicamp, 1993, p. 63-105.
PENTEADO, R. Z. "Relações entre saúde e trabalho docente: percepções de professores sobre saúde vocal". *Revista da Sociedade Brasileira de Fonoaudiologia*, v. 12, n. 10, 2007, p. 18-22.
PENTEADO, R. Z. et al. "Grupos focais: possibilidades e aplicações para as pesquisas e práticas fonoaudiológicas". *Revista da Sociedade Brasileira de Fonoaudiologia*, v. 11, n. 2, 2006, p. 124-8.
PICHON-RIVIÈRE, E. *O processo grupal*. São Paulo: Martins Fontes, 1991.
RAMOS, L. "Fonoaudiologia e saúde pública". Revista Distúrbios da Comunicação, v. 4, n. 1, 1991, p. 9-16.
VAUGHN, S. et al. *Focus group interviews in education and psychology*. Thousand Oaks: Sage, 1996.
WESTPHAL, M. F.; BÓGUS, C. M.; FARIA, M. M. "Grupos focais: experiências precursoras em programas educativos em saúde no Brasil". *Boletín de la Oficina Sanitaria Panamericana*, v. 120, n. 6, 1996, p. 472-82.
YACH, D. "The use and value of qualitative methods in health research in developing countries". *Social Science & Medicine*, v. 35, n. 4, 1992, p. 603-12.
ZORZI, D. S.; MENDES, V. L. F.; MAIA, S. M. "As dificuldades de aprendizagem sob a perspectiva da escuta fonoaudiológica e do olhar dos profissionais da educação: construindo possibilidades de intervenção". *Anais do 16.º Congresso Brasileiro de Fonoaudiologia*, RO328-2, 2008.
WEBER, M. "The methodological foundation sociology". In: COSEN, L. A.; ROSEMBERB, B. *Sociological theory: a book of reading*. 3. ed. Toronto: McMillian Co, 1970.

Os autores

- **ADRIANA BENDER MOREIRA DE LACERDA** é fonoaudióloga. Doutora pelo Programa de Pós-Graduação em Ciências Biomédicas com opção em Audiologia da Universidade de Montreal (UdeM), no Canadá, é docente do curso de graduação em Fonoaudiologia e do mestrado e do doutorado em Distúrbios da Comunicação pela Universidade Tuiuti do Paraná (UTP). Nesse contexto, é uma das coordenadoras do Núcleo de Trabalho *Trabalho, Ambiente e Sociedade*, constituído por pesquisadores envolvidos na promoção da saúde e na prevenção dos distúrbios da comunicação nos diferentes ciclos da vida
  E-MAIL • adriana.lacerda@utp.br

- **ANA CRISTINA GUARINELLO** é fonoaudióloga. Doutora em Estudos Linguísticos pela Universidade Federal do Paraná (UFPR) e mestre em Educação pela Universidade de Bristol (Inglaterra), é docente do curso de graduação em Fonoaudiologia e do curso de Pós-Graduação em Distúrbios da Comunicação pela Universidade Tuiuti do Paraná (UTP). Nesse contexto, coordena o Núcleo de Trabalho *Linguagem, Surdez e Educação*, constituído por pesquisadores envolvidos com aspectos clínicos e educacionais de sujeitos surdos.
  E-MAIL • ana.guarinello@utp.br

- **ANA MARIA FURKIM** é fonoaudióloga, mestre e doutora pelo Programa de Pós-Graduação em Distúrbios da Comunicação Humana pela Universidade Federal de São Paulo (Unifesp). Atua como docente do curso de graduação em Fonoaudiologia da Universidade Federal de Santa Catarina (UFSC) e do mestrado profissional da Residência Multiprofissional do HU-UFSC. É membro do Grupo Multidisciplinar de Disfagia Orofaríngea da Unesp de Marília e conselheira científica dos Estudos Pós-graduados em Portugal, vinculados à Faculdade de Artes de Lisboa. Atualmente é vice-presidente do Comitê de Fonoaudiologia/Disfagia da Sociedade Brasileira de Nutrição Parenteral

e Enteral (SBNPE) e coordenadora do Núcleo de Pesquisas em Disfagia da UFSC.
E-MAIL • ana.furkim@gmail.com

- **ANA PAULA BERBERIAN** é fonoaudióloga. Pós-doutora pelo programa de Pós-Graduação em Letras da Universidade Federal do Paraná (UFPR), é doutora em História e mestre em Distúrbios da Comunicação pela Pontifícia Universidade Católica de São Paulo (PUC-SP). Atua como docente do curso de graduação em Fonoaudiologia e do mestrado e do doutorado em Distúrbios da Comunicação pela Universidade Tuiuti do Paraná (UTP). Nesse contexto, coordena o Núcleo de Trabalho *Fonoaudiologia e Linguagem Escrita*, constituído por pesquisadores envolvidos com aspectos clínicos e educacionais ligados a essa modalidade de linguagem.
E-MAIL: anapb@sulbbs.com.br

- **ANA PAULA RAMOS DE SOUZA** é fonoaudióloga. Pós-doutora em Letras pela Universidade Federal do Rio Grande do Sul (UFRGS) e docente do Programa de Pós-Graduação em Distúrbios da Comunicação Humana da Universidade Federal de Santa Maria, tem experiência clínica de 20 anos em linguagem infantil.
E-MAIL • ramos1964@uol.com.br

- **ANA PAULA SANTANA** é fonoaudióloga e doutora em Linguística pela Universidade Estadual de Campinas (Unicamp). Atua como docente do curso de graduação em Fonoaudiologia e na Pós-Graduação em Linguística da Universidade Federal de Santa Catarina. Nesse contexto, coordena o Grupo de Trabalho *Linguagem, Cognição e Audição: implicações para a saúde e educação*, dedicando-se à área de neurolinguística e educação.
E-MAIL • anaposantana@hotmail.com

- **CARINE ROSSANE PIASSETTA XAVIER** é teatróloga. Mestranda pelo Programa de Pós-Graduação em Distúrbios da Comunicação da Universidade Tuiuti do Paraná (UTP), é pós-graduada em Arte, Educação e Tecnologias Contemporâneas pela Universidade de Brasília (UnB) e em Psicopedagogia pela Faculdade de Tecnologia Internacional (Faciner). Atua como diretora teatral do grupo Os Inspirados, no

Departamento de Cultura de Pinhais e como docente no Instituto Federal do Paraná, no curso de Arte. Nesse contexto, participa como pesquisadora do Núcleo de Trabalho *Linguagem e Envelhecimento*, envolvida nas práticas de promoção fundamentadas na linguagem discursiva e no intercâmbio de papéis de diferentes atores sociais.
E-MAIL • carinepiassetta@gmail.com

- **CLÁUDIA GIGLIO DE OLIVEIRA GONÇALVES** é fonoaudióloga e doutora em Saúde Coletiva pela Universidade Estadual de Campinas (Unicamp). Atua como docente do curso de graduação em Fonoaudiologia e do Programa de Pós-Graduação em Distúrbios da Comunicação da Universidade Tuiuti do Paraná (UTP). Nesse contexto, coordena o Núcleo de Trabalho *Trabalho, Saúde e Sociedade*, constituído por pesquisadores envolvidos com a saúde dos trabalhadores expostos a agentes otoagressivos.
E-MAIL • claudia.giglio@hotmail.com

- **CLAUDIA REGINA MOSCA GIROTO** é fonoaudióloga. Doutora pelo Programa de Pós-Graduação em Educação da Faculdade de Filosofia e Ciências da Universidade Estadual Paulista Júlio de Mesquita Filho (FFC-Unesp, campus Marília), atua como docente do Departamento de Educação Especial e como supervisora do Centro de Formação, Extensão e Pesquisa em Inclusão (Cefepi). Professora pesquisadora do curso de Especialização em Atendimento Educacional Especializado da FFC/Unesp, desenvolve trabalhos nas áreas de fonoaudiologia educacional, saúde coletiva, educação inclusiva, educação especial, linguagem escrita e surdez.
E-MAIL • claudia.mosca@marilia.unesp.br

- **CLÁUDIA COSSENTINO BRUCK MARÇAL** é fonoaudióloga, mestre em Saúde Pública e especialista em Voz pela Universidade Federal de Santa Catarina (UFSC). Atua como docente do curso de graduação em Fonoaudiologia da mesma instituição e, nesse contexto, participa do Grupo de Pesquisa de Promoção da Saúde do Curso de Enfermagem da UFSC. Presta consultoria em voz no Programa de Saúde Vocal da Secretaria Municipal de Ensino de Florianópolis.
E-MAIL: claudiabruck@gmail.com

OS AUTORES

- **DÉBORA PEREIRA CLAUDIO** é psicóloga. Mestre em Comunicação Social pelo Programa de Pós-Graduação em Ciências da Comunicação da Pontifícia Universidade Católica do Rio Grande do Sul (PUC-RS), é doutoranda no programa de Distúrbios da Comunicação da Universidade Tuiuti do Paraná (UTP). Intérprete de Língua Brasileira de Sinais (Libras) certificada pelo Prolibras, atua na prática e na docência dos seguintes temas: psicologia, educação e surdez. É docente na graduação da Universidade Positivo e na graduação e na pós-graduação da FAE Centro Universitário.
  E-MAIL • debora.claudio@fae.edu

- **ELLEN FERNANDA KLINGER** é psicóloga clínica graduada pelo Centro Universitário Franciscano (Unifra-Santa Maria) e mestre em Distúrbios da Comunicação Humana pela Universidade Federal de Santa Maria (UFSM).
  E-MAIL • ellenfk@brturbo.com.br

- **FABIANI RODRIGUES DA SILVEIRA** é discente do curso de Fonoaudiologia da Universidade Federal de Santa Catarina (UFSC). Participa do Núcleo de Pesquisas em Disfagia da mesma instituição.
  E-MAIL • fabiani1503@hotmail.com

- **FERNANDA MARAFIGA WIETHAN** é fonoaudióloga graduada pela Universidade Federal de Santa Maria (UFSM), mestre e doutoranda do Programa de Pós-Graduação em Distúrbios da Comunicação Humana da mesma instituição.
  E-MAIL • fernanda_wiethan@yahoo.com.br

- **FERNANDA PIZANI DUTRA** é discente do curso de Fonoaudiologia da Universidade Federal de Santa Catarina (UFSC). Participa do Núcleo de Pesquisas em Disfagia da mesma instituição e atua como estagiária do Serviço de Fonoaudiologia do Hospital Municipal Celso Ramos.
  E-MAIL • fezinhah_16@hotmail.com

- **FRANCIELE SAVARIS SÓRIA** é fonoaudióloga e mestre em Distúrbios da Comunicação pela Universidade Tuiuti do Paraná (UTP). Pós-graduada em Motricidade Orofacial com enfoque em disfagia em atuação em

âmbito hospitalar pela UTP, atua como docente do curso de graduação em Fonoaudiologia na Faculdade Assis Gurgaz (FAG). É docente externa do Núcleo de Pesquisas em Disfagia da UFSC.
E-MAIL • francisoria@hotmail.com

- **GISELLE MASSI** é fonoaudióloga, mestre e doutora em Letras pela Universidade Federal do Paraná (UFPR). Atua como docente do curso de graduação em Fonoaudiologia e do programa de Distúrbios da Comunicação da Universidade Tuiuti do Paraná (UTP). Coordena o Núcleo de Trabalho Linguagem e Envelhecimento, no qual desenvolve, com discentes da graduação em Fonoaudiologia e em Psicologia, bem como com alunos de mestrado e doutorado, atividades práticas e de pesquisa vinculadas à linguagem oral e escrita de grupos intergeracionais focados no processo de envelhecimento.
E-MAIL • giselle.massi@hotmail.com

- **HUGO AMILTON SANTOS DE CARVALHO** é professor do curso de graduação em Fonoaudiologia da Universidade Tuiuti do Paraná (UTP). Pesquisador voluntário do Núcleo de Estudos em Linguagem, Surdez e Educação, proficiente em Língua Brasileira de Sinais (Libras) e estagiário em pesquisas audiológicas na Fundacentro/TEM, atua como professor de língua inglesa na cidade de Curitiba (PR).
E-MAIL • hugoaju@yahoo.com.br

- **IRENE QUEIROZ MARCHESAN** é fonoaudióloga, especialista em Motricidade Orofacial e doutora em Educação pela Universidade Estadual de Campinas (Unicamp). Atua como diretora do Cefac Pós--Graduação em Saúde e Educação.
E-MAIL • irene@cefac.br

- **LUCIANA REGINA DE OLIVEIRA** é fonoaudióloga, especialista em Motricidade Orofacial e mestre em Linguística Aplicada e Estudos da Linguagem pela Pontifícia Universidade Católica de São Paulo (PUC--SP). Atua como fonoaudióloga clínica do Centro de Especialização em Fonoaudiologia Clínica (Cefac).
E-MAIL • oliveira.luciana@uol.com.br

OS AUTORES

- **MARIA RITA PIMENTA ROLIM** é fonoaudióloga. Doutora pelo programa de Pós-Graduação de Engenharia de Produção da Universidade Federal de Santa Catarina (UFSC), é docente do curso de graduação em Fonoaudiologia da mesma instituição e coordenadora do projeto de extensão Terapia Vocal nos Portadores de Parkinson, realizado no Núcleo de Estudos da Terceira Idade (Neti) da UFSC.
  E-MAIL • mariarita@ccs.ufsc.br

- **NATHÁLIA BUNN CHAVES** é discente do curso de Fonoaudiologia da Universidade Federal de Santa Catarina (UFSC) e participa do Núcleo de Pesquisas em Disfagia da mesma instituição.
  E-MAIL • nathbunn@hotmail.com

- **PRISCILA SOARES VIDAL Festa** é pedagoga. Mestre em Distúrbios da Comunicação pela Universidade Tuiuti do Paraná (UTP), é intérprete de Língua Brasileira de Sinais (Libras) certificada pelo Prolibras. Atua na prática e na docência dos seguintes temas: educação e surdez. É docente na graduação da Faculdade de Educação Superior do Paraná (Fesp) e das Faculdades Opet.
  E-MAIL • priscila.festa@yahoo.com

- **REGINA CÉLIA CELEBRONE LOURENÇO** é psicóloga, mestre e doutoranda em Distúrbios da Comunicação pela Universidade Tuiuti do Paraná (UTP). Participa do Núcleo de Trabalho *Envelhecimento e Linguagem* na unidade de saúde da Praça Ouvidor Pardinho, em Curitiba, onde pesquisa o envelhecimento humano. Leciona no curso de Psicologia da UTP e orienta práticas sociais e comunitárias com idosos. Exerce a prática clínica em consultório pela orientação psicanalítica.
  E-MAIL • recelebrone@terra.com.br

- **RITA SIGNOR** é fonoaudióloga, mestre e doutoranda em Linguística pela Universidade Federal de Santa Catarina (UFSC). Especialista em Motricidade Orofacial pelo Centro de Especialização em Fonoaudiologia Clínica (Cefac). Atua no Hospital Infantil Joana de Gusmão, em Florianópolis, onde atende, no ambulatório de leitura e escrita, crianças e adolescentes com queixas de dificuldades na área da linguagem escrita.
  E-MAIL • ritasignor@gmail.com

OS AUTORES

- **ROXELE RIBEIRO LIMA** é fonoaudióloga formada pelo Centro Universitário Metodista IPA e especialista em Motricidade Oral com Ênfase Hospitalar pelo Centro de Especialização em Fonoaudiologia Clínica (Cefac). Mestranda em Distúrbios da Comunicação pela Universidade Tuiuti do Paraná (UTP), atua principalmente nas áreas de linguagem e disfagia.
  E-MAIL • xelerl@hotmail.com

- **SANDRA ELI SARTORETO DE OLIVEIRA MARTINS** é pedagoga. Doutora pelo Programa de Pós-Graduação em Educação da Faculdade de Filosofia e Ciências da Universidade Estadual Paulista Júlio de Mesquita Filho (Unesp), no campus Marília, atua como docente no Departamento de Educação Especial e no Programa de Pós-Graduação em Educação da mesma universidade. Desenvolve trabalhos nas áreas da educação especial e inclusiva, linguagem, surdez e libras.
  E-MAIL • sandreli@marilia.unesp.br

- **SILVIA MARIA AZEVEDO DOS SANTOS** é enfermeira. Pós-doutora pelo Departamento de Psicologia de la Salud da Universidad de Alicante (Espanha), é doutora em Educação pela Universidade Estadual de Campinas (Unicamp). Docente do Departamento e do Programa de Pós-Graduação em Enfermagem da Universidade Federal de Santa Catarina (UFSC) é coordenadora do Grupo de Estudos sobre Cuidados em Saúde de Pessoas Idosas (Gespi/PEN/UFSC).
  E-MAIL • silvia@ccs.ufsc.br

- **VÂNIA MUNIZ NEQUER SOARES** é enfermeira. Mestre em enfermagem pela Universidade Federal de Santa Catarina (UFSC) e doutora em Saúde Pública pela Universidade de São Paulo (USP), tem ampla experiência profissional como enfermeira sanitarista. Atuou nas áreas de epidemiologia, saúde da mulher, saúde reprodutiva, desigualdades sociais em saúde, desenvolvendo também pesquisas. É docente do curso de graduação em Enfermagem e do curso de Pós--Graduação em Distúrbios da Comunicação da Universidade Tuiuti do Paraná (UTP). Nesse contexto, compõe o grupo que coordena o Núcleo de *Trabalho, Saúde e Sociedade*.
  E-MAIL • vania.nequer@utp.br.

www.plexus.com.br

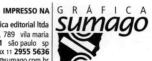

IMPRESSO NA **GRÁFICA SUMAGO**
sumago gráfica editorial ltda
rua itauna, 789   vila maria
02111-031   são paulo   sp
tel e fax 11 **2955 5636**
sumago@sumago.com.br